ARCHIV FÜR TIERERNÄHRUNG

UNTER MITWIRKUNG VON

Prof. Dr. Dr. W. Lenkeit, Göttingen. Prof. Dr. K. Nehring, Rostock
Prof. Dr. Dr. h. c. A. Scheunert, Potsdam-Rehbrücke
Prof. Dr. Dr. W. Wöhlbier, Stuttgart-Hohenheim

HERAUSGEGEBEN VON

ERNST MANGOLD
Prof. Dr. med. Dr. phil. Dr. med. vet. h. c.
Direktor des Instituts für Tierernährungslehre
der Humboldt-Universität Berlin

2. BAND
JANUAR-FEBRUAR 1952
HEFT

4

AKADEMIE-VERLAG · BERLIN

ARCH. TIERERNÄHRUNG · 2. BAND · NR. 4 · S. 199–262 · BERLIN · JANUAR-FEBRUAR 1952

INHALT

Das Archiv für Tierernährung erscheint zweimonatlich in Heften zu 64 Seiten im Format 17,5 × 25 cm. Der Preis des Heftes beträgt DM 8,50. 6 Hefte werden zu einem Band vereinigt. Der Besteller muß sich zur Abnahme eines Bandes verpflichten. Die Hefte werden jeweils einzeln berechnet. Im Jahre erscheint nicht mehr als 1 Band. Bestellungen werden direkt an den Akademie-Verlag GmbH., Berlin NW 7, Schiffbauerdamm 19 oder über eine wissenschaftliche Buchhandlung erbeten.

Manuskriptsendungen — zugelassen sind die vier Kongreßsprachen — sind an den Herausgeber, Herrn Prof. Dr. Ernst Mangold, Berlin N 4, Invalidenstr. 42, zu richten. Mit der Veröffentlichung geht das alleinige Verlagsrecht an das Archiv für Tierernährung über. Daher müssen Arbeiten, die bereits an anderer Stelle veröffentlicht worden sind, zurückgewiesen werden. Die Verfasser verpflichten sich, Manuskripte, die vom Archiv für Tierernährung angenommen worden sind, nicht an anderer Stelle zu veröffentlichen.

Die Verfasser erhalten von größeren wissenschaftlichen Arbeiten 50 **Sonderdrucke** unentgeltlich. Den Manuskripten beiliegende **Zeichnungen** müssen sauber, in zweifacher Größe ausgeführt sein. Wenn sie nicht voll reproduktionsfähig nach den Vorschriften des Normblattes DIN 474 eingereicht werden, ist die Beschriftung nur mit Bleistift einzutragen. Zur Herstellung von Netzätzungen sind nur einwandfreie Photographien brauchbar.

Für alle Literaturzitate sind die Vorschriften des Normblattes DIN 1502 und 1502 Beiblatt I maßgebend. Die Zitate müssen den Verfasser (mit den Anfangsbuchstaben der Vornamen), den vollständigen Titel der Arbeit und die Quelle mit Band, Seitenzahl und Erscheinungsjahr enthalten. Das Literaturverzeichnis soll alphabetisch geordnet sein.

Herausgeber und verantwortlich für den Inhalt: Prof. Dr. med. Dr. phil. Dr. med. vet. h. c. Ernst Mangold, Berlin N 4, Invalidenstraße 42 (Fernruf 42 96 64). Verlag: Akademie-Verlag GmbH., Berlin NW 7, Schiffbauerdamm Nr. 19 (Fernruf: 42 55 71); Postscheckkonto: 350 21. Bestell- und Verlagsnummer dieses Heftes: 1010/II/4. Das Archiv für Tierernährung erscheint vorläufig jährlich in 1 Band zu 6 Heften. Bezugspreis je Einzelheft DM 8.50, ausschließlich Porto und Verpackung. Satz und Druck: Robert Noske, Borna (Bez. Leipzig). Veröffentlicht unter der Lizenz-Nr. 1213 des Amtes für Literatur und Verlagswesen der Deutschen Demokratischen Republik. Printed in Germany.

Aus dem Physiologischen Institut der Tierärztlichen Hochschule Hannover
(Direktor: Professor Dr. A. TRAUTMANN)

A. TRAUTMANN† und H. HILL

VITAMIN B_{12}, ANIMAL-PROTEIN-FAKTOR UND ANTIBIOTICA ALS WACHSTUMSFAKTOREN, MIT VERSUCHEN AN SCHWEINEN

Vor wenigen Jahren knüpfte man große Erwartungen für die Tierernährung an die von Amerika kommenden, teilweise sensationellen Ergebnisse über die Anwendung von thyreostatischen Stoffen zur Verbesserung der Mast bei unseren Haustieren. Diese Erwartungen haben inzwischen einer sehr skeptischen Betrachtung Platz gemacht, seit vor allem in Deutschland, neuerdings auch in anderen westeuropäischen Ländern vielfach nicht nur keine wirtschaftlichen Vorteile, sondern sogar Rückschläge und Gefahren für die Gesundheit der Tiere bei Anwendung von Thiouracilderivaten gesehen wurden. Zur Zeit kommt eine neue Welle von Nachrichten über sehr günstige Ergebnisse eines zusätzlichen Wachstums mit Hilfe besonderer Nahrungszusätze bei unseren Haustieren über uns. In einer kaum übersehbaren Zahl von Veröffentlichungen in biochemischen und ernährungsphysiologischen Zeitschriften ist die Rede von dem Vitamin B_{12}, dem sogen. Animal-Protein-Faktor (APF), und in Zusammenhang damit auch von den Antibiotica als Wachstumsstimulantien.

(Zusammenfassung siehe bei ZUCKER und ZUCKER[28] mit 242 amer. Literaturangaben bis Juni 1950.) Diese Untersuchungsergebnisse finden in neuester Zeit auch in deutscher Fachpresse ihren Widerhall (BERSIN u. BELLER[2], DEGENER u. LIEBSCH[6], SCHEPP[20], SPERLING[24]).

Es handelt sich bei diesen Stoffen, ähnlich den thyreostatischen vorwiegend um solche, die ihre Wirksamkeit in therapeutischer Hinsicht eindeutig unter Beweis gestellt haben. Was bedeuten sie für das Wachstum gesunder Tiere?

Zwischen dem Vitamin B_{12}, dem Animal-Protein-Faktor (APF) und den Antibiotica bestehen Zusammenhänge, die schon aus der Geschichte der Entdeckung des neuen Wirkstoffes hervorgehen:

Es ist ja heute allgemein bekannt, daß im April 1948 von RICKES u. Mitarb.[17] aus dem Merckschen Institut in Amerika, kurze Zeit später von L. SMITH[23] in England eine gegen die perniciöse Anaemie des Menschen wirkende kobalthaltige Substanz in kristallinischer Form aus der Leber isoliert und als Vitamin B_{12} benannt wurde. Viel weniger bekannt dagegen ist, daß es mehrere Pfade sind, die zu seiner Entdeckung geführt haben. Der eine nimmt seinen Ausgang von der Frage nach der Ursache dieser besonderen, nur beim Menschen vorkommenden Erkrankung, die 1925 von ELDERS zuerst als Mangelkrankheit erkannt wurde; die erfolgreiche Behandlung, wobei der Leber eine besondere Rolle zukommt, ist an die Namen MINOT u. MURPHY [15] geknüpft.

Eine ganz andere Richtung der B_{12}-Forschung kommt von seiten der Tierernährung. Hier wußte man seit langem, daß die Zugabe von tierischem Protein zur Förderung des Wachstums bei verschiedenen Tierarten, z. B. bei Ratten, Hühnern und Schweinen sich besser eignet als ausschließliche Pflanzenkost. Wie man später erkannte, wird diser Effekt nicht allein durch eine Verbesserung des Eiweißes an biologisch hochwertigen Aminosäuren bewirkt, sondern rührt hier von einem an das tierische Eiweiß gebundenen Faktor, der selbst kein Protein ist. Fehlte dieser als tierischer Proteinfaktor bezeichnete und chemisch noch nicht genau bekannte Stoff, so traten auf Grund zahlreicher Untersuchungen, die etwa 1932 durch MAPSON [14] ihren Anfang nahmen, unter bestimmten Voraussetzungen ein Zurückbleiben im Wachstum sowie Schäden bei der Nachkommenschaft auf. Dieser Faktor erwies sich 1947 durch BIRD u. Mitarb. [3] in seiner Wirkung gleich einem schon 2 Jahre vorher aus dem Kuhdung isolierten Faktor, der als synthetisches Produkt der Darmflora erkannt wurde.

Eine 3. Linie schließlich ist von der Mikrobiologie her zu verfolgen, die der Perniziosaforschung zu neuem Aufschwung verhalf, als SHORB [21] 1947 die Notwendigkeit eines vorher noch unbekannten Wuchsstoffes, der in Leberextrakten vorhanden war, für bestimmte Milchsäurebakterien meldete. Dieser Wuchsstoff erwies sich mit dem Antiperniziosaprinzip der Leber identisch; nun war ein Testverfahren, das Wachstum von *Lactobac. lactis Dorner*, gefunden worden, so daß die Anreicherung und Isolierung des antianaemischen Faktors möglich wurde und zu dem krist. B_{12} führte.

Die Klarlegung der Beziehung des Vitamins zu dem Animal-Protein-Faktor ergab sich, als der aus Kuhdung und später auch aus Hühnerkot gewonnene Extrakt sich ebenso wie das kristallisierte B_{12} bei der Bekämpfung der Perniziosa voll eignete und weiterhin, als von EMERSON [9], OTT u. Mitarb.[16] erkannt wurde, daß das B_{12}-Präparat die biologische Eigenschaft des tierischen Protein-Faktors, d. h. wachstumanregende Wirkung besitzt.

Die Beziehung zu den Antibiotica ergab sich durch den Befund von RICKES u. Mitarb. [18], daß der Pilz Streptomyces griseus, der das Antibioticum *Streptomycin* (zuerst von WAKSMAN 1944 isoliert) liefert, große Mengen an B_{12} produziert. Dieser Pilz wie der Streptomyces aureofaciens, dessen Stoffwechselprodukt unter dem Namen *Aureomycin* seit DUGGAR therapeutisch so wertvolle Eigenschaften besitzt, bedeuten aber heute nicht nur die wichtigste Quelle für B_{12}-Präparate, sondern die bei der Antibioticagewinnung erhaltenen Fermentationsrückstände, die noch Vit.-B_{12} haltig sind und Reste an anderen Stoffwechselprodukten und an Pilzmycel besitzen, zeigen APF-Wirkung oder wie es auch heißt, B_{12}-Aktivität bei der Verfütterung an Tiere. Einen weiteren Schritt in der Erforschung dieses Gebietes bedeutet der Nachweis von STOKSTAD u. JUKES [26], EDWARDS u. Mitarb. [8], daß das Streptomycin und Aureomycin für sich allein, per os verabfolgt, ebenfalls eine Wachstumssteigerung bei Tieren hervorbringen kann, die jedoch allgemein unter der durch ein APF-Präparat, also in Verbindung mit Vitamin B_{12} erzielten liegt.

Schien früher der tierische Protein-Faktor mit dem entdeckten Vitamin B_{12} identisch zu sein, so lassen die Ergebnisse einer höheren Gewichtszunahme bei Verwendung von Fermentationsrückständen, als dies bei B_{12}-Gaben allein der Fall ist, den Schluß zu, daß hier nicht eine Vitamin B_{12}-Wirkung allein vorliegt, sondern daß darüber hinaus noch ein oder mehrere Faktoren, die offenbar in den Stoffwechselprodukten dieser Actinomyceten enthalten sind, zusätzliche Wachstumseffekte im Tierkörper entfalten. Diese Gesamtwirkung wird nun auch unglücklicherweise als APF-Wirkung bezeichnet, so daß neuerdings unter dem Begriff APF ein Komplex von Faktoren zu verstehen ist, bei dem das Vitamin B_{12} die Hauptrolle spielt. Gegenüber dem nach RICKES, SMITH und BRINK chemisch festgelegten Vitamin mit bestimmter Summenformel und bestimmten chemischen, physikalischen und biologischen Eigenschaften ist der *Begriff APF* bisher nur durch seine biologische Wachstumswirkung charakterisiert, die neben B_{12} noch durch andere Faktoren, die bisher noch mehr oder weniger unbekannt sind, verursacht wird. Es empfiehlt sich, die Bezeichnung APF aus diesem Grunde überhaupt nicht zu verwenden, da zu erwarten steht, daß nach Isolierung der anderen neben B_{12} maßgeblichen Faktoren dieser leicht irreführende Begriff sich auflöst. Allenfalls kann von einer *APF-Wirkung* oder *B_{12}-Aktivität* gesprochen werden.

Als Beispiel für die APF-Wirkung seien hier die am Physiologischen Institut und auf einem Gutshof laufenden *Versuche an Schweinen* angeführt. Von 12 Tieren aus 2—8 bzw. 9 Wochen alten Würfen wurde die Hälfte zusätzlich mit 0,4% der täglichen Futtermenge eines bei der Terramycingewinnung zurückbleibenden Fermentationsproduktes amerikanischen Ursprungs *

Tabelle 1. *Gewichtszunahme in kg pro Monat und Tier*
(Versuchstiere täglich je 0,4% APF-Präparat)

	Nr. + Geschlecht	1. Monat	2. Monat	3. Monat	Gesamtzunahme in 3 Monaten	Durchschnittl. Zunahmen
Kontrollen ohne Fischmehl	4 weibl.	5,7	8,3	14,1	28,1	
	10 männl.	7,6	10,3	12,2	30,1	30,5
	12 männl.	6,0	10,3	17,0	33,3	
Kontrollen mit Fischmehl	6 weibl.	7,8	10,1	16,9	34,8	
	8 männl.	6,7	10,2	13,0	29,9	36,5
	14 männl.	13,0	13,8	18,1	44,9	
Vers.-Tiere ohne Fischmehl	1 weibl.	7,3	15,9	22,1	45,3	
	9 männl.	7,1	12,2	23,0	42,3	46,0
	11 weibl.	10,6	17,8	22,1	50,5	
Vers.-Tiere mit Fischmehl	5 männl.	8,7	16,1	17,1	41,9	
	7 weibl.	11,2	18,2	19,2	48,6	45,4
	16 weibl.	11,5	17,7	16,4	45,6	

* Das Präparat wurde in dankenswerter Weise von der Firma Cela, Ingelheim/Rhein zur Verfügung gestellt.

Tabelle 2. *Wöchentliche Gewichte in kg pro Tier*
(Versuchstiere täglich je 0,4% APF-Präparat)

	Nr. Geschlecht	Versuchsbeginn													
		30. 4.	7. 5.	17. 5.	21. 5.	28. 5.	4. 6.	11. 6.	18. 6.	25. 6.	2. 7.	9. 7.	16. 7.	23. 7.	30. 7.
Kontrollen ohne Fischmehl	4 weibl.	10,5	12,0	12,4	14,2	15,7	17,7	18,2	20,7	22,6	26,0	29,3	32,9	36,0	40,1
	10 männl.	15,9	17,4	18,2	20,3	23,0	25,0	25,0	27,8	30,5	35,2	38,7	42,0	44,4	47,5
	12 männl.	14,6	16,2	16,8	19,7	21,1	22,2	23,7	26,8	29,3	32,5	28,1	40,9	44,6	49,5
Kontrollen mit Fischmehl	6 weibl.	11,1	11,6	13,0	15,0	17,2	19,4	21,2	23,3	25,1	29,5	34,1	39,4	44,1	46,4
	8 männl.	12,0	10,8	11,3	12,6	15,7	17,5	19,4	21,9	23,6	27,7	32,9	34,3	35,8	40,7
	14 weibl.	16,6	18,3	20,9	23,3	27,7	31,3	33,2	36,6	40,3	45,1	51,8	56,8	60,2	63,2
Vers.-Tiere ohne Fischmehl	1 weibl.	12,3	13,5	14,7	16,6	19,8	20,8	24,0	27,4	30,4	36,7	43,3	47,3	53,0	58,8
	9 männl.	16,6	16,2	17,5	19,6	22,2	23,3	26,2	28,3	31,4	35,5	42,0	46,3	52,4	58,5
	11 weibl.	15,2	16,2	18,8	21,7	24,1	26,8	30,0	33,6	36,3	44,6	51,0	58,5	63,4	66,7
Vers.-Tiere mit Fischmehl	5 männl.	10,6	11,9	13,0	15,3	18,5	20,6	23,8	26,6	28,5	36,7	39,9	44,9	49,1	53,8
	7 weibl.	14,1	13,6	15,6	18,7	22,3	24,8	27,2	30,8	32,2	43,0	44,9	49,9	56,6	62,2
	16 weibl.	14,3	15,6	18,2	20,2	24,1	27,1	31,3	33,7	36,9	44,8	48,0	52,3	57,1	61,2

mit einem garantierten Gehalt von 3 mg Vitamin B_{12} pro Pfund gefüttert. Die anderen Tiere dienten als Kontrolle. Um nun gleichzeitig die von verschiedenen amerikanischen Autoren erhobenen Befunde einer Gewichtsverbesserung ohne Zufütterung von tierischem Eiweiß durch diese Stoffe mit

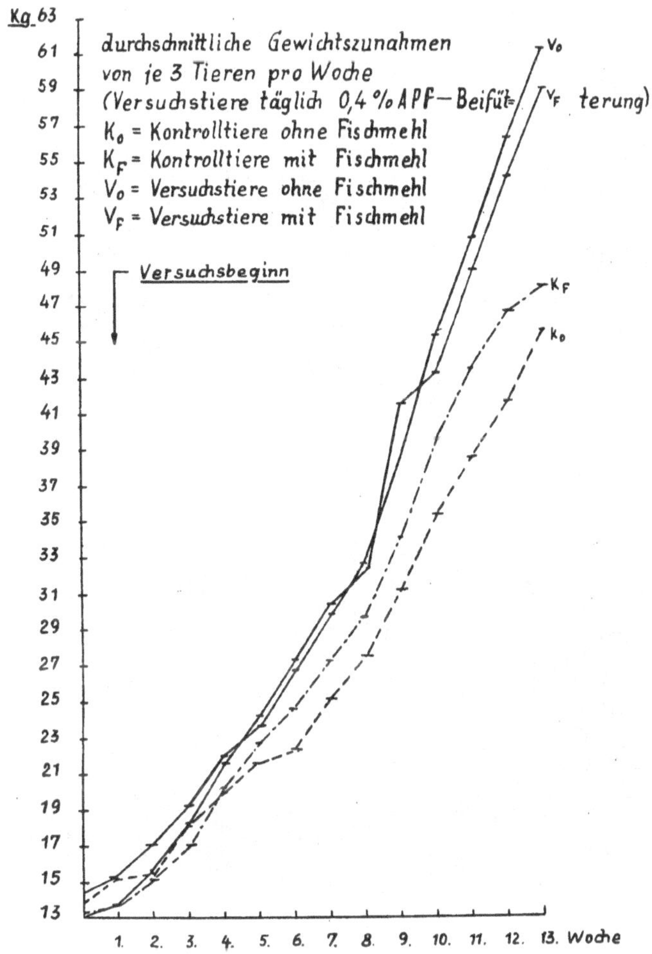

Abb. 1

APF-Wirkung unter den bei uns herrschenden Fütterungsbedingungen zu prüfen, wurden 6 Tiere, und zwar 3 Versuchstiere und 3 Kontrolltiere zusätzlich zu einer Grundnahrung, die zu 40% aus Kartoffelflocken und 60% aus Haferschrot mit Mineralsalzzugaben bestand, mit 10% Fischmehl gefüttert. Nach 3 Monaten zeigte sich bei den mit Vitamin B_{12} haltigen Zusatz ohne tierisches Eiweiß gefütterten Tieren mit einer durchschnittlichen Zunahme von 46 kg ein um 50% höheres Gewicht gegenüber den Kontrolltieren, die auch nur auf pflanzlicher Basis ernährt wurden. Bei Gegenüberstellung dieser Zunahmen von 46 kg mit der um 36,5 kg im Durchschnitt erzielten

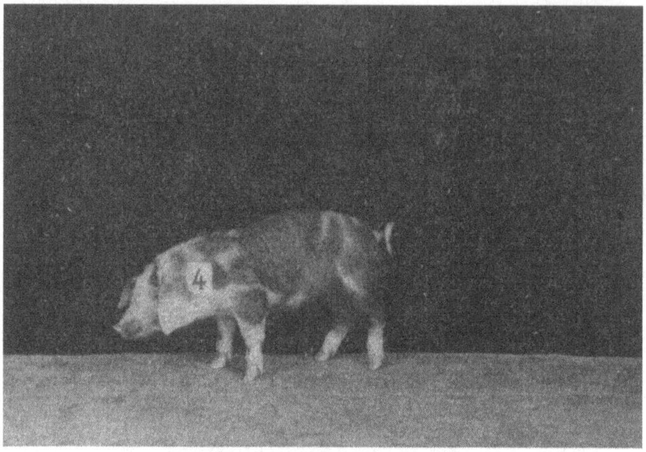

Abb. 2

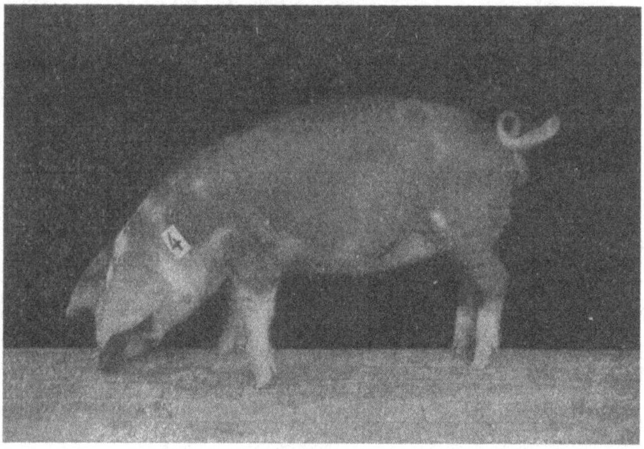

Abb. 3

Abb. 2 u. 3: Kontrolltier (Nr. 4) bei Beginn und nach 3 Monaten Versuchsdauer

Gewichtszunahmen bei den zusätzlich mit Fischmehl ernährten Kontrollen ergab sich die Tatsache, daß das Vitamin B_{12}-Präparat nicht nur das Fischmehl in seiner Wirkung zu ersetzen in der Lage war, sondern daß sich noch ein zusätzlicher Anwuchs bei den Versuchstieren ohne Fischmehl-Beifütterung bemerkbar machte, der über 30% beträgt. Dieser Gewichtsvorsprung war durch zusätzliche Fischmehlzugaben nicht zu vergrößern, wie aus der durchschnittlichen Zunahme dieser Gruppe von 45,4 kg zu ersehen ist. Die ver-

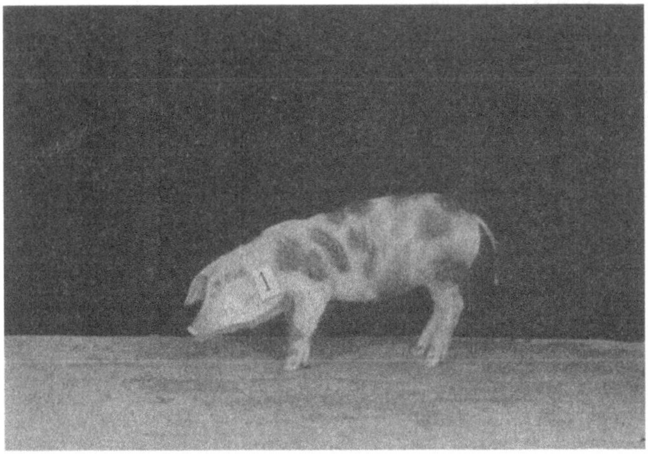

Abb. 4

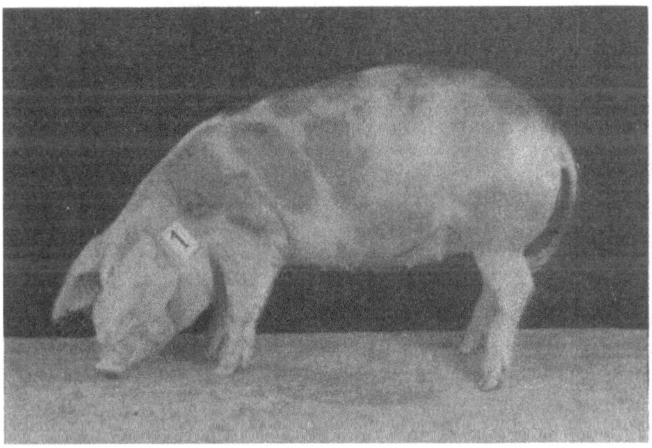

Abb. 5

Abb. 4 u. 5: Versuchstier (Nr. 1) bei Beginn und nach 3 Monaten Versuchsdauer mit täglicher Beifütterung von 0,4 % APF-Präparat

stärkten Gewichtszunahmen bei den Versuchstieren zeigten sich über die ganze Versuchsdauer hindurch, wie aus der Tabelle 2, in der die wöchentlichen Gewichte aller Tiere aufgeführt sind, ersichtlich ist. Der Gewichtsvorsprung der Versuchstiere ist aus der graphischen Darstellung klar zu erkennen (Abb. 1).

Die Tiere befanden sich in einem ausgezeichneten Ernährungs- und Gesundheitszustand und zeigten eine höhere Freßlust, die zwar zu einem etwas höheren Futterverbrauch führten, der aber bezüglich der Futterausnutzung,

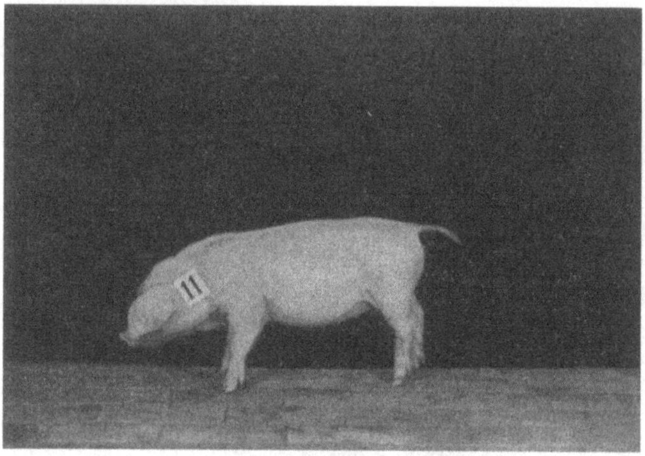

Abb. 6

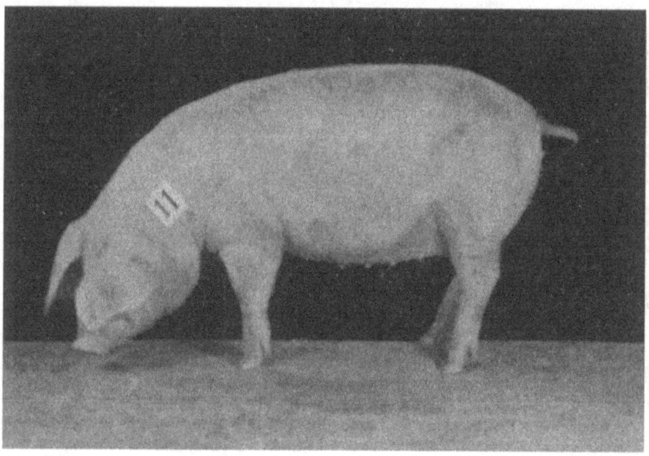

Abb. 7

Abb. 6 u. 7: Versuchstier (Nr. 11) bei Beginn und nach 3 Monaten Versuchsdauer mit täglicher Beifütterung von 0,4 % APF-Präparat

d. h. der pro Nahrungseinheit erzielten Zunahme an Gewicht, sich relativ geringer erwies. Die beigefügten Abbildungen (Abb. 2—7) zeigen den verbesserten Anwuchs von 2 Versuchstieren (Nr. 1 und 11) gegenüber einem Kontrolltier (Nr. 4).

Diese unerwartet und unwahrscheinlich guten Ergebnisse, die eine Bestätigung amerikanischer Autoren darstellen, berechtigen zu großen Hoffnungen für die Tierernährung, besonders da es sich bei diesen Futtermittelzusätzen um biologisch gewonnenes Material handelt, bei dem eine individuelle Dosierung nach den bisherigen Erfahrungen nicht zu erfolgen braucht und Schäden für das Tier bisher nicht beobachtet worden sind.

Wir haben natürlich zu fragen, wie dieser stimulierende Effekt, der nur auf Grund wesentlicher Eingriffe in das Geschehen des Wachstums und Stoffwechsels zu verstehen ist, seine Erklärung findet. In erster Linie dürfte das in dem Fermentationsprodukt enthaltene Vitamin B_{12} für den Wachstumseffekt verantwortlich zu machen sein. Wenn auch die Rolle dieses Vitamins im Organismus noch wenig bekannt ist, so geben doch wenigstens einige meist aus Tierexperimenten gewonnene Einzelheiten Anhaltspunkte für eine mögliche Wirkweise in Zusammenhang mit Wachstums- und Stoffwechselvorgängen.

Während der Kobaltanteil an Vitamin B_{12} bisher keine Erklärung für die Wachstumswirkung zu geben vermag, läßt eine Reihe von Untersuchungsergebnissen besondere Beziehungen des Vitamins zum *Eiweiß- und Nukleinsäurestoffwechsel* erkennen. Wurde aus der Feststellung von HARTMAN u. Mitarb.[11], daß bei hohen Proteingaben die Anzeichen von B_{12}-Mangelerscheinungen sich stärker ausbilden, die Bedeutung dieses Vitamins für die Verwertung der Eiweißstoffe offenbar, so ergaben sich durch eine Reihe anderer amerikanischer Arbeiten besondere Zusammenhänge mit dem Methionin und Cholin. Diese Stoffe spielen als Hauptträger labiler Methylgruppen beim Umbau der Eiweißkörper im intermediären Stoffwechsel eine Rolle und gestalten bei Tieren den Eiweißumsatz durch Verbesserung der N-Bilanz nach ALLISON [1], LOCALIO u. Mitarb. [13] ökonomischer. Bei ihrem Fehlen kommt es zu Ausfallserscheinungen, denen zufolge man dem Cholin z. B. bzw. seiner Methylgruppe von mancher Seite die Eigenschaft eines Vitamins der B-Gruppe zuspricht. Nun konnte von GILLIS und NORRIS [10] bei Küken, von SCHÄFER u. Mitarb. [19] bei Ratten und Küken Cholinmangel durch Gaben von B_{12}-haltigen Leberextrakten gemildert werden. Wenn auch die Entscheidung auf Grund der teilweisen Vertretbarkeit des Cholins und auch des Methionins durch B_{12}, ob dieses Vitamin auch der Abgabe von Methylgruppen fähig ist, noch aussteht, scheint die Methioninbildung aus Homozystein nach STEKOL u. WEISS [25], JUKES u. Mitarb. [12] an die Anwesenheit von B_{12} gekoppelt zu sein. Außerdem lassen die Besserung von Nierenhämorrhagien nach Cholin- und Methioninmangel durch B_{12} und die ihnen gemeinsame lipotrope Wirkung, d. h. Abnahme des Fettgehaltes der Leber, einen Zusammenhang zwischen ihnen vermuten.

Beziehungen zum *Nukleinsäurestoffwechsel* ergaben sich erstmalig bei den heute gebräuchlichen B_{12}-Testmethoden mit Hilfe bestimmter Milchsäurebakterienstämme. Während die Folsäure sich an der Thyminsynthese nach STOKES beteiligt erwies und dieses Vitamin bei Anwesenheit von Thymin nicht benötigt wurde, konnten SKEGGS u. Mitarb. [22] das Vitamin B_{12} durch große Mengen von Thymidin, dem Desoxyribonucleosid von Thymin, nicht aber durch Thymin als Wuchsstoff ersetzen. Daher nehmen diese Autoren an, daß Vitamin B_{12} für die Überführung von Thymin in Thymidin etwa als Teil eines Fermentes verantwortlich ist. Wenn auch dieser Ersatz für Thymidin allein nicht spezifisch ist, sondern auch andere Desoxyriboside B_{12} als Wachstumsfaktor des Lactobac. lactis Dorner-Stammes vertreten können, so lassen die Ergebnisse der Wachstumsstudien an Bakterien den Schluß zu, daß das Vitamin B_{12} an dem Aufbau bzw. Umbau von Nukleinsäureanteilen enzymatisch mitwirkt. Sie lassen sich gut mit der Theorie in Einklang bringen, daß die perniziöse Anaemie des Menschen als Störung des Zellkernstoffwechsels im Knochenmark, das nur unreife Formen von Blutzellen in Gestalt der kernhaltigen Makrozyten abgibt, anzusehen und diese Störung durch das Vitamin B_{12} zu beseitigen ist.

Wenn bedacht wird, daß zum Zellwachstum und Zellkernaufbau Eiweißstoffe und Nukleinsäuresubstanzen notwendig sind und der Zellkern als das Zentrum für den Eiweißstoffwechsel der Zelle bezeichnet wird, ergibt sich durch diese bisher erkannten Beziehungen des Vitamins zum Eiweiß- und Nukleinsäurestoffwechsel ein wichtiger Hinweis für eine *Erklärung seiner Wachstumswirkung.* Tatsächlich beruht nach den Schlachtbefunden unserer Versuchstiere das vermehrte Wachstum nicht vorwiegend auf vermehrtem Fettansatz, sondern in erster Linie auf der Verbesserung des Fleischanwuchses. Durch ein höheres Vitaminangebot erscheint gerade für das Schwein, bei dem auf Grund nur geringerer bakterieller Tätigkeit im Darm mit schlechten Resorptionsbedingungen und Zufuhr von Vitamin B_{12} mit der Nahrung eine nicht optimale Versorgung mit diesem Wirkstoff angenommen werden darf, ein beschleunigtes Zellwachstum möglich. Daß dieser Anwuchs nach eigenen noch nicht abgeschlossenen Versuchen vorwiegend im jugendlichen Alter geschieht und später nachläßt, kann seine Begründung darin finden, daß diese in der Zelle erfolgende Anregung nur im Rahmen der endokrinen Steuerung des Wachstums und Stoffwechsels möglich ist. Ob diese Annahme des Fehlens eines direkten Angriffes auf die endokrinen Drüsen berechtigt ist, kann erst durch die z. Zt. laufende Untersuchung des innersekretorischen Drüsensystems bei unseren Versuchstieren entschieden werden.

Abgesehen von noch nicht näher bekannten Faktoren dürften sich an der APF-Wirkung neben dem Vitamin B_{12} noch andere Stoffwechselprodukte, die sich in den Antibioticarückständen befinden, beteiligen. STOKSTAD und JUKES [26] bewiesen auch eine Wachstumsanregung bei Tieren durch Penicillin, Aureomycin und Streptomycin, deren Ursachen noch unbekannt sind. Wir sind auch hier vorläufig nur auf Vermutungen angewiesen, die sich auf einzelne bekannte Eigenschaften der Antibiotica stützen. Gegen eine direkte Einwirkung auf den Stoffwechsel spricht eine Reihe von Beobachtungen: So erfolgt einmal der gleiche Wachstumseffekt durch mehrere chemisch voneinander unterscheidbare Substanzen. Eine Kumulation, d. h. Verstärkung der Wirkung durch Verwendung von zwei Substanzen gleichzeitig, tritt nicht ein. Außerdem wird die Wachstumsbeschleunigung ausschließlich durch orale Applikation ermöglicht, während parenterale Zuführung ohne Einfluß ist. Diese Tatsache steht im Gegensatz zu der therapeutischen Wirkung gegenüber besonderen pathogenen Erregern vorwiegend unter Umgehung des Darmkanales, denn bei Penicillin z. B. erfolgt eine Inaktivierung durch die Salzsäure des Magensaftes und die übrigen Antibiotica zeichnen sich nach Angaben von WAGNER-JAUREGG [27] durch sehr schlechte Resorptionstätigkeit im Darm aus. Diese Schwierigkeit, vom Darmkanal her in das Gewebe einzudringen, kann dagegen als die beste Stütze für die Theorie angesehen werden, daß die *Antibiotica durch eine Beeinflussung der Darmflora, also indirekt fördernd auf Wachstumsvorgänge wirken.* Diese Möglichkeit erscheint einleuchtend im Hinblick auf die Bedeutung der Flora als Vitamin B_{12}-Produzent für den Wirtsorganismus. Bei der Beeinflußbarkeit ist an eine Förderung der B_{12}-synthetisierenden Bakterien bzw. Hemmung der das Vitamin verbrauchenden Mikroben zu denken. So benötigt nach DAVIS u. MINGIOLI [5] eine Anzahl von Colimutanten das Vitamin B_{12}, die durch Aureomycin geschädigt werden und damit das Vitamin zur Verfügung stellen. Es scheint jedenfalls berechtigt, davon zu sprechen, daß der Wachstumseffekt der Antibiotica mit dem Vitamin B_{12} unter Beteiligung der Darmflora zusammenhängt.

Zusammenfassung

Zusammenfassend kann gesagt werden, daß es sich bei diesen Wachstumsstimulantien Vitamin B_{12}, Animal-Protein-Faktor und Antibiotica um vorwiegend das Vitamin B_{12} enthaltende oder seine Bildung fördernde Substanzen handelt, die auf Grund der bisherigen Untersuchungsergebnisse als lebensnotwendig anzusprechen sind und bereits in kleinsten Mengen in ihrer Einwirkung auf den Eiweiß- und Nukleinsäurestoffwechsel das Zellwachstum fördernde Eigenschaften besitzen. Diese Eigenschaften ermöglichen eine für die Tierernährung bedeutsame Anwendung als Futterbeigabe, die beim Schwein zu einer beachtlichen Gewichtsverbesserung besonders ohne Zuführung von tierischem Eiweiß führt und im Gegensatz zu der großen Zahl der bisher empfohlenen sogen. Mastmittel offenbar ohne schädigende Einflüsse auf den Organismus ist. Erst weiteren begonnenen Untersuchungen bleibt es vorbehalten, die Grenzen dieser das Wachstum fördernden Wirkung und die Beteiligung der Magendarmflora hierbei zu erfassen. Insbesondere sind z. Zt. Untersuchungen über die Wirksamkeit bei älteren Tieren und bei B_{12}-Zufuhr mit der Nahrung in Form von Milch im Gange.

Schrifttum

1 ALLISON, J. B., J. A. ANDERSON u. R. D. SEELEY: J. Nutrit. 33, 361 (1947).
2 BERSIN, H. u. K. BELLER: Tierärztl. Umsch. 5, 198 (1950).
3 BIRD, H. R., M. RUBIN u. A. C. GROSCHKE: J. Nutrit. 33, 319 (1947).
4 CASTLE, W. B. u. G. R. MINOT: Pathological Physiology a. chemical description of the Anaemias. Oxford Medical Publications 1936.
5 DAVIS, B. D. u. U. S. MINGIOLI: J. Bact. 60, 17 (1950).
6 DEGENER, W. u. A. LIEBSCH: Tierärztl. Umsch. 6, 357 (1951).
7 EAKIN, R. E., W. M. HARDING, J. M. RAVEL u. J. E. SUTHERLAND: J. Am. Chem. Soc. 70, 2299 (1948).
8 EDWARDS, CUNHA u. MEADOWS: Proc. Soc. exper. Biol. a. Med. 75, 445 (1950).
9 EMERSON, S. A.: Proc. Soc. exper. Biol. a. Med. 70, 392 (1949).

[10] GILLIS, N. B. u. L. C. NORIS: J. biol. Chem. *179*, 487 (1949).
[11] HARTMAN, A. M., L. P. DRYDEN u. C. A. CARY: Arch. of. Biochem. *23*, 165 (1949).
[12] JUKES, T. H., E. L. R. STOKSTAD u. E. S. BROQUIST: Arch. of. Biochem. *25*, 453 (1949).
[13] LOCALIO, S. A., R. E. MORGAN u. J. W. HINTON: Surg. Gynecol. obstet. *86*, 582 (1949).
[14] MAPSON, L. W.: Biochem. J. *26*, 970 (1932).
[15] MINOT, G. R. u. W. P. MURPHY: Paper, read before the Association of Am. physicians May 4., 1926.
[16] OTT, W. H., E. L. RICKES u. T. R. WOOD: J. Biol. Med. *174*, 1047 (1948).
[17] RICKES, E. L., N. G. BRINK, F. R. KONIUSZY, T. R. WOOD u. K. FOLKERS: Science 107, 396 (1948).
[18] *Dieselben:* Science 108, 634 (1948).
[19] SCHAEFER, A. E., W. D. SALMON u. D. R. STRENGTH: Proc. Soc. exper. Biol. a. Med. *71*, 193 (1949).
[20] SCHEPP, J.: Der Tierzüchter *3*, 156 (1951).
[21] SHORB, U.: Biol. Chem. *169*, 455 (1947).
[22] SKEGGS, H. R., J. W. HUFF, L. D. WRIGHT u. D. K. BOSSHARDT: Biol. Chem. 176, 1939 (1948).
[23] SMITH, E. L.: Nature *161*, 638 (1948).
[24] SPERLING, L.: Neue Mitt. Landwirtsch. *1950*, 758.
[25] STEKOL, J. A. u. K. WEISS: Am. Chem. Soc. Abstracts 116. The meeting 1949.
[26] STOKSTAD, E. L. R. u. T. H. JUKES: The Lancet *912*, 258 (1950).
[27] WAGNER-JAUREGG, TH.: Therapeutische Chemie. Huber, Bern 1949.
[28] ZUCKER, TH. F. u. L. M. ZUCKER: Vitamins and Hormones VIII, 1—54 (1950).

Aus dem Physiologischen Institut der Tierärztlichen Hochschule Hannover
(Direktor: Professor Dr. A. TRAUTMANN)

A. TRAUTMANN † und R. MOCH

FÜTTERUNGSVERSUCHE MIT „T-VITAMIN GOETSCH“ AN ABSATZ- UND SAUGFERKELN

Durch die Betrachtung der Physiologie der Insekten, der Symbioseforschung und der Entwicklungsmechanik gelang es GOETSCH [1], die Extrembildungen der „Giganten“ oder „Soldaten“ innerhalb der Insektenstaaten zu erklären, ja sogar sie künstlich herzustellen auch bei Arten, die Giganten vorher nicht hatten. Im Darm der Termiten wird die Zellulose des aufgenommenen Holzes in zuckerhaltige Nahrung verwandelt, und zwar durch einzellige Symbionten, die ihrerseits dann als Eiweißquelle dienen. Die dabei mitaufgenommenen oder im Darm gezüchteten Hefen werden durch den Verdauungsprozeß von Ballaststoffen gereinigt, und die so frei werdenden Vitamine im Insektenkörper gespeichert. Das Insektengewebe enthält auf diese Weise den konzentrierten Wirkstoff T (Termitin). Bei diesen Vorgängen kommt es außerdem zu einer Trennung der fördernden, anregenden Komponente, die eben den Wirkstoff T darstellt, von einem Hemmfaktor, welcher die gute Wirkung mehr oder weniger paralysieren kann. Die Nichtberücksichtigung dieses Hemmstoffes, der recht eng mit dem Wirkstoff T verbunden ist, führte dazu, so nimmt GOETSCH [1] an, daß der Wirkstoff T so lange übersehen worden war. Der experimentelle Nachweis, daß Extrakte aus niederen Organismen in fördernde und hemmende Wirkstoffe aufzuspalten sind, erscheint dabei als das wesentlich Neue (GOETSCH [1]). Als Ausgangsmaterial für die „T-Präparate“ dienten GOETSCH [1] zunächst Termiten sowie nahe verwandte Insekten. Später gelang es, den Wirkstoff aus Zellmaterial zu gewinnen, welches den Termiten zu ihrem Gedeihen nötig ist, nämlich aus niedrigen Pilzen (Hypomyces Penicillium u. a.), dann auch aus bestimmten Hefen wie Torula-Torulopsis. Aus den so gewonnenen Präparaten „Termitin“ und „Torutilin“ entwickelte sich der Begriff des „T-Wirkstoffes“, der in der Literatur als „T-Vitamin Goetsch“ Eingang gefunden hat (BOETTCHER [2]). Den Ausdruck „Vitamin“ bezeichnet GOETSCH [1] selbst zunächst als Verlegenheitslösung; denn die T-Präparate enthalten neben B_1, B_2 und B_6 außerdem noch B_{12} in Spuren, A.P.F., Desoxyriboside, Folsäure, einige Aminosäuren und ferner einen wenig geklärten Wuchsstoff, dem eine besonders steigernde Wirkung für B_{12} und A.P.F. zugeschrieben wird. Zwar besitzen diese Stoffe allein Wachstumswirkungen und steigern die Assimilationsvorgänge, doch mit dem T-Faktor verabreicht treten diese Erscheinungen stärker hervor. Beim Menschen scheint nach den bisherigen Ergebnissen der Wirkstoff T nicht unbedingt notwendig zu sein (GOETSCH-NUSSBAUMER [5]). Allerdings erscheint das nur deshalb so, weil Mindestmengen des T-Vitamins samt Ergänzungsfaktoren mit jeder vollwertigen Nahrung aufgenommen werden. Zusätzliche Gaben des Wirkstoffes T bessern den körperlichen und psychischen Allgemeinzustand. Es hat sich immer wieder in den Versuchen gezeigt, daß der Wirkstoff T in der Lage ist, Reserven zu mobilisieren und Möglichkeiten zu realisieren, die ohne ihn gleichsam brach liegen würden. Am deutlichsten traten immer wieder die Gewichtszunahmen und die Beschleunigung der Lebensvorgänge hervor. Das veranlaßte NUSSBAUMER [5, 6], den Wirkstoff T zum ersten Mal in der Kinderheilkunde bei atrophischen Säuglingen anzuwenden, und zwar mit überraschendem Erfolg. Auch bei der Hexter-Heubnerschen Erkrankung erzielte NUSSBAUMER [5, 6] günstige Resultate; er beobachtete außerdem eine schnellere Normalisierung der Knochenstruktur bei rachitischen Kindern mit Vit. D_2 und Wirkstoff T als mit Vitamin D_2 allein. GOETSCH [1] hat in seinen Tierversuchen gezeigt, daß der Wirkstoff T in den „sensiblen Phasen“ besonders wirksam ist. Zu diesen sensiblen Perioden zählt GOETSCH [1] die embryonale Entwicklung der Säugezeit, die Zeit, in der die Tiere zu saugen aufhören und die Zeit bis zur Entwicklung der Geschlechtsreife. Die Ergebnisse aus den Tierversuchen von GOETSCH [1], KAISER [3] und SEDLNITZKY [4] lassen immer wieder Beschleunigung der Gewichtszunahme, Steigerung der Abwehrfunktionen und größere Lebhaftigkeit der Versuchstiere erkennen. SEDLNITZKY [4] verwandte zu seinen Versuchen Eintagsküken. Die „T“-Tiere waren den Kontrollen im Gewicht um 2 Wochen voraus, die Hähnchen, die den Wirkstoff T erhalten hatten, 7—14 Tage früher erkennbar und die „T-Hühnchen“ begannen fast 14 Tage früher zu legen als die Kontrolltiere. Die Eizahl lag am Ende des ersten Lebensjahres bei den „T"-Hennen um 100% höher als bei den Hühnern, die den Wirkstoff nicht erhalten hatten. Das Schlupfergebnis der Eier der Versuchstiere lag um 14% höher als das der Kontrollen. Besonders zu berücksichtigen ist noch, daß die Sterblichkeit der „T"-Tiere bei 10% und die der Kontrolltiere bei 17% lag. Außerdem zeichneten sich alle Versuchstiere durch sehr gute und kräftige Ausbildung der Muskulatur und Knochen aus. KAISER [3] führte seine Versuche mit dem Wirkstoff T an Kälbern und Schweinen durch. Die Versuchskälber hatten im Durchschnitt 26,93% mehr zugenommen als die Kontrollen. Die Schweineversuche zeigten schwankende Ergebnisse. Versuchsreihen, die erfolglos verliefen, standen solche gegenüber, bei denen die Kontrollschweine 6,25 bis 23,53% hinter den Versuchstieren zurückblieben. Setzt man dem Futter von Muttersauen vor und während der Säugeperiode T-Präparate zu, so entwickeln sich ihre Ferkel schneller und erreichen einen Gwichtsvorsprung gegenüber den Kontrollferkeln von 20—89%, wie GOETSCH [1] in seinen Versuchen feststellen konnte.

Es sollte nun in weiteren Versuchen an Schweinen geprüft werden, ob sich durch Applikation von T-Präparaten eine Beschleunigung der Assimilationsvorgänge, besonders der Eiweißassimilation erreichen ließ. Als Versuchstiere standen uns für einen *Versuch an Ferkeln* 5 weibl. und 4 männl. unkastrierte Absatzferkel zur Verfügung. Die Tiere waren 7 Wochen alt und gehörten zur Rasse des veredelten Landschweines. Bis auf 2 kleinere, aber gesunde Ferkel, waren die übrigen 7 größer und von fast gleichmäßigem Gewicht (Tabelle 1). In ausreichendem Maße stand allen Tieren Futter zur Verfügung, und zwar in Form von Hafer- und Gerstenschrot, Kartoffeln, mit dem notwendigen Zusatz von Fischmehl und einem Mineralsalzgemisch. Nach Kennzeichnung der Tiere (Ohrtätowierung) wurden das schwerste männl. (Nr. 6) und weibl. Ferkel (Nr. 1) und ein weiteres Sauferkel (Nr. 2) mit einem Durchschnittsgewicht als Kontrolltiere abgesondert. Die übrigen 6 Ferkel kamen am 13. 4. 1951 in den Versuch. Die Applikation des Wirkstoffes T erfolgte per os. Mit einer weitlumigen Knopfkanüle, die eine 10 cm lange Schlauchverbindung zu einer 20 ccm Spritze hatte, wurden täglich 2,0 „Tevita" * (T-Vitamin Goetsch) den Versuchsschweinen in die Mundhöhle gespritzt. Nach anfänglichen Abwehrreaktionen ließen die Versuchstiere recht bald das Eingeben ohne großen Widerstand vor sich gehen, und ihr ständiges anschließendes Schmatzen war maßgebend für die erfolgreiche Aufnahme. Am 3. und 4. Versuchstage hatten 5 von 6 Versuchsferkeln einen mäßigen Durchfall, der die Futteraufnahme und das Allgemeinbefinden jedoch nicht beeinträchtigte. Der Darmkatarrh konnte nur mit der Applikation von Tevita in Zusammenhang gebracht werden, denn bei sämtlichen Kontrollen war der Kot von derber Beschaffenheit. Der Durchfall verschwand nach 24—72 Stunden, ohne wieder beobachtet zu werden. Gleichfalls war die Farbe des Kotes unterschiedlich. Die Kontrolltiere hatten einen grau-graubraunen Kot, während der Kot der Versuchstiere schokoladenbraun war. Diese Farbtönung konnte noch bis 3 Wochen nach

* Das Präparat „Tevita" wurde von der Wirkstoff O.H.G. Ballrechten/Breisgau zur Verfügung gestellt.

Versuchsbeginn wahrgenommen werden. Nachdem Tevita 6 Tage verabreicht worden war, zeigten die Versuchstiere gesteigerten Appetit. Ihre Futteraufnahme war schneller und größer als die der Kontrollen und das Nahrungsangebot mußte erhöht werden. Desgleichen war bei den Versuchstieren der Hautturgor prall und elastisch, die Hautfarbe weiß. Durch diese äußere Beschaffenheit unterschieden sie sich deutlich von den Kontrollschweinen. Diese Merkmale blieben m. o. w. bis zur 5. Versuchswoche ausgeprägt. Während

Tabelle 1

	Nr.	Anfangsgewicht	Gewichtszunahme in kg pro Woche											Endgewicht	Gesamtzunahme
		kg	1.	2.	3.	4.	5.	6.	7.	8.	9.	10.	11.	kg	kg
Kontr.-Tier	1 w	13,5	—0,5	0,5	0,2	1,5	1,6	3,0	3,2	6,7	2,4	3,9	4,0	40,0	26,5
	2 w	12,0	0,0	0.4	0,4	1,3	1,4	3,0	3,3	4t9	2,5	2,8	5,3	37,4	25,4
	6 m	15,0	—0,5	0,4	1,2	1,2	1,8	3,2	3,6	5,0	2,1	4,7	3,7	41,4	26,4
Vers.-Tier	3 w	9,0	0,0	0,1	0,4	0,1	0,5	0,4	0,6	2,5	1,7	0,9	1,0	18,1	9,1
	4 w	12,0	0,0	1,0	1,8	3,7	1,9	2,7	2,1	5,3	2,1	1,4	5,3	36,8	24,8
	7 m	11,0	0,0	0,9	1,3	3,2	1,8	2,8	2,2	3,6	2,2	3,5	3,5	36,0	25,0
	8 m	12,0	—0,5	0,8	0,7	2,7	2,0	2,1	1,7	2,3	1,4	2,7	2,4	30,3	18,3
	9 m	8,5	0,0	0,5	0,4	0,6	1,2	2,2	1,8	1,8	4,0	2,2	3,2	26,4	17,9

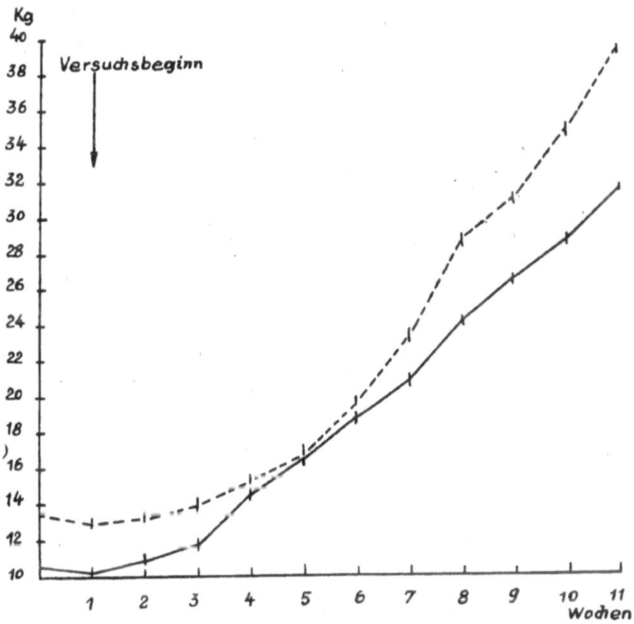

Kurve 1

Durchschnittliche Gewichtszunahmen in kg von 3 Kontroll- und 5 Versuchstieren

— — — — Kontrolltiere, ——— Versuchstiere

dieser Zeit waren auch die Gewichtszunahmen der Versuchstiere ganz erheblich größer als die der Kontrollen (Tabelle 1 und Abbildung Kurve 1). Die durchschnittlichen Zuwachsunterschiede zu den Kontrollen betrugen nach der 2. Woche 66, nach der 3. 50, nach der 4. sogar 117 und nach der 5. Woche 15%. Jetzt trat eine auffallende Änderung ein. Ohne Störungen im Allgemeinbefinden zu beobachten, wurde die Futteraufnahme der Versuchsschweine allmählich geringer und täglich blieb Futter in ihren Trögen zurück. Damit hörten auch die Mehrzunahmen auf, so daß die Kontrolltiere schon nach der 6. Woche einen Zuwachsunterschied von 17% zu den Versuchsschweinen aufwiesen (Tabelle 2). Da in den folgenden 5 Wochen die Kontrollschweine weiterhin eine Mehrzunahme des Gewichts von 2—43% gegenüber den Versuchstieren zeigten (Tabelle 2), wurde der Versuch nach 11 Wochen beendet.

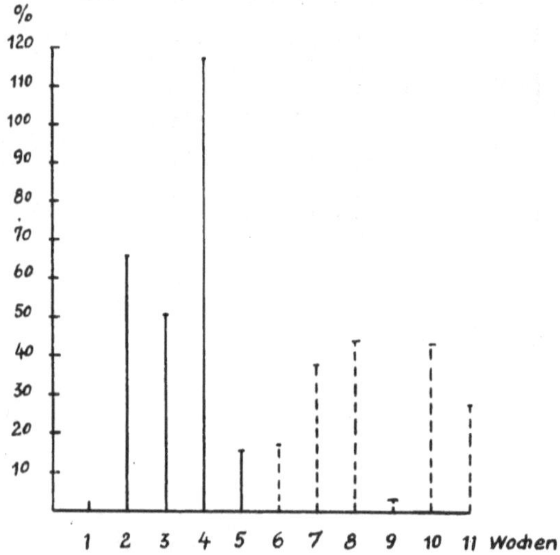

Tabelle 2
Durchschnittlicher, prozentualer Zuwachsunterschied pro Woche von 3 Kontroll- und 5 Versuchstieren
— — — — Kontrolltiere, ——— Versuchstiere

Zweifellos war bei den Versuchstieren im 1. Versuchsabschnitt durch die Verabreichung von Tevita eine Steigerung der Assimilationsvorgänge, der Resorption und der Nahrungsaufnahme bewirkt worden, und damit traten auch erhebliche Gewichtszunahmen gegenüber den Kontrollen auf. Doch nach 5 Wochen erfolgte ein Ausgleich, denn zu diesem Zeitpunkt übertrafen die Kontrolltiere mit ihren Zuwachsunterschieden die Versuchsschweine, so daß die Anfangserfolge der letzteren wieder wettgemacht wurden.

Parallel mit diesem Versuch lief ein weiterer *Versuch mit dem Wirkstoff T an Muttersauen.* Als Versuchstiere standen auf einem Hof 3 Zuchtsauen (Rasse: veredeltes Landschwein) zur Verfügung. Versuchssau Nr. 1, 4 $^1/_2$ Jahre alt, hatte bereits 5 gesunde und gleichmäßige Würfe. Am 1. 2. 1951 war die

Sau gedeckt worden, und am 27. 5. warf sie 12 lebende und 1 totes Ferkel. Bis auf 2 Kümmerlinge waren die übrigen 10 Ferkel sehr gut entwickelt. Versuchssau Nr. 2 war 5 1/2 Jahre alt und hatte 6 mal geworfen. Die vorhergehenden Würfe sollen an Zahl, Größe und in der Aufzucht recht schwankend gewesen sein. Nr. 2 war am 25. 2. 1951 gedeckt worden und warf am 19. 6. 12 gleichmäßige gesunde Ferkel. Sau Nr. 3, 4 Jahre alt, hatte 5 mal geworfen. Da sich ihre Würfe bislang durch sehr gut entwickelte und frohwüchsige Ferkel ausgezeichnet hatten, wurde diese Muttersau als Kontrolltier belassen. Nachdem sie am 14. 2. 1951 gedeckt worden war, warf sie am 9. 6. 14 sehr gut entwickelte und gleichmäßige Ferkel. Beim Versuch erhielten Sau Nr. 1 14 Tage und Sau Nr. 2 4 Wochen vor dem Werfen täglich 3,0 Tevita ins Futter. Die Futteraufnahme blieb unverändert gut. Bei beiden Sauen wurde 14 Tage post part. die Applikation von Tevita eingestellt. 24 Stunden nach der Geburt wurden die Ferkel der 3 Säue erstmalig gewogen. Weitere Gewichtskontrollen erfolgten wöchentlich. Da in der 4. Woche mehrere Ferkel

Tabelle 3

		n. 24 Std.	1. Woche	2. Woche	3. Woche
Vers.-Sau Nr. 1 .	Gesamtgewicht der Ferkel in kg	16,6	31,6	48,8	58,6
12 lebende Ferkel	Ferkelgewicht im Durchschnitt .	1,39	2,64	4,07	4,89
	Zuwachsunterschied zu Kontrollen	7,6%	6,0%	12,7%	0,9%
Vers.-Sau Nr. 2 .	Gesamtgewicht der Ferkel in kg	16,2	30,1	46,3	58,8
11 lebende Ferkel	Ferkelgewicht im Durchschnitt .	1,35	2,51	4,21	5,35
	Zuwachsunterschied zu Kontrollen	4,6%	0,8%	13,5%	10,3%
Kontr.-Sau Nr. 3	Gesamtgewicht der Ferkel in kg	18,0	29,8	43,5	58,3
12 lebende Ferkel	Ferkelgewicht im Durchschnitt .	1,29	2,49	3,62	4,85

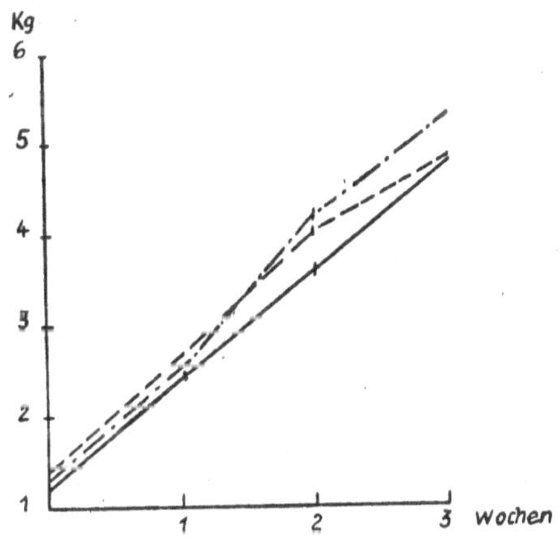

Kurve 2

Durchschnittliche Gewichtszunahme in kg

– – – – Versuchstiere ——— Kontrolltiere

schon Beifutter aufnahmen, und die Beeinflussung durch den Wirkstoff T mit der Muttermilch berücksichtigt werden sollte, wurden nur die Ferkelgewichte bis zur 3. Woche gewertet. Wie aus Tabelle 3 und Abbildung Kurve 2 zu ersehen ist, lagen die durchschnittlichen Gewichte der Ferkel beider Versuchssauen über dem Durchschnittsgewicht der Kontrollferkel. Die Zuwachsunterschiede der Ferkel beider Versuchssauen waren annähernd gleich und bewegten sich bei der 1. zwischen 0,9 und 12,7 und bei der 2. zwischen 0,8 und 13,5% über dem Durchschnittsgewicht der Kontrollferkel (Tabelle 3). Wenn diese Mehrzunahmen auch gering erscheinen, und ein Vergleich nur mit größter Vorsicht möglich ist, so ist doch bei beiden Würfen der Versuchssauen eine günstigere Nahrungsauswertung sowie eine Assimilationssteigerung mit dadurch bedingter Gewichtsvermehrung eingetreten.

Zusammenfassung

Es wurde der Versuch unternommen, durch perorale Applikation von Tevita (Vitamin T) die Assimilationsvorgänge bei Absatz- und Saugferkeln im günstigen Sinne zu beeinflussen. Die Absatzferkel wiesen in den ersten 5 Versuchswochen Zuwachserhöhungen gegenüber den Kontrollen von 15 bis 117% auf. Danach setzte der Ausgleich ein und die Kontrollen hatten von der 6.—11. Woche durchschnittliche Mehrzunahmen von 2—43%. Diese Ergebnisse lassen darauf schließen, daß Tevita die Resorption und Assimilationsvorgänge ankurbelt und damit eine bessere Nahrungsauswertung und schnellere Gewichtszunahme bedingt. Allerdings scheint diese Steigerung von vorübergehender Wirkung zu sein. Das Durchschnittsgewicht von Saugferkeln, deren Muttertiere Tevita per os erhalten hatten, lag über dem der Kontrollferkel; die Steigerung bewegte sich zwischen 0,8 und 13,5%.

Literaturverzeichnis

[1] GOETSCH, W.: Vitamin T, ein neuartiger Wirkstoff. Österr. Zool. Zeitschr. 1946, I. — Darmsymbionten als Eiweißquelle und Vitaminspender. Österr. Zool. Ztschr. 1946, I. — Der Einfluß von Vitamin T auf Gestalt und Gewohnheiten von Insekten. Österr. Zool. Ztschr. 1947, I, 3/4. — Beiträge zur biologischen Analyse des Vitamin T-Komplexes. Ztschr. Vit.-, Hormon- und Fermentforschung. 1947, I. — Die Wirkung von Vitamin T bei Vertebraten. Österr. Zool. Ztschr. 1948, I, 533. — Entdeckung und Anwendung des Vitamin-T-Komplexes. Naturwissenschaftl. Rundschau. Stuttgart 1948, I. — Ergebnisse und Probleme aus dem Gebiet neuer Wirkstoffe. Österr. Zool. Ztschr. 1951, III, 140. — Die Bedeutung von Wirkstoff T für die Aufzucht von Nutzieren. Der Deutsche Pelztierzüchter. München-Solln, 1951, 5/6.

[2] BOETTCHER, W.: T-Vitamin Goetsch. Theodor Oppermann, Hannover-Kirchrode 1951.

[3] KAISER, R.: Vitamin „T". Wien. tierärztl. Mschr. 1949, 6, 305.

[4] SEDLNITZKY, M.: Untersuchung über den Einfluß des Wirkstoffes „T" auf Futtreverwertung und Wachstum an Küken. Wien. tierärztl. Mschr. 1950, 9, 644.

[5] GOETSCH, W. u. G. NUSSBAUMER: Die Bedeutung des Wirkstoffes T in der Medizin (T-Vitamin Goetsch). Ärztl. Praxis 1950, II.

[6] NUSSBAUMER, G.: Vorläufige Mitteilung über die Wirkung des Vit. T-Komplexes in der Behandlung von Anwuchsstörungen im Säuglingsalter. Med. Klin. 1949, 44, 636.

Aus der Anstalt für Vitaminforschung und Vitaminprüfung, Potsdam-Rehbrücke
(Direktor: Prof. Dr. Dr. h. c. A. SCHEUNERT)

A. SCHEUNERT und K. ZIMMERMANN

BAKTERIELLE SYNTHESE IM BLINDDARM UND KOPROPHAGIE BEIM KANINCHEN

Die folgenden Befunde bringen eine Verknüpfung mehrerer, zum Teil seit langem bekannter Tatsachen: Schon 1882 wurde von MOROT [11] der weiche, vom Tier wieder verschluckte „Nachtkot" des Kaninchens entdeckt und später u. a. von EDEN [2] und neuerdings von HARDER [5] sowie von FRANK, HADELER und HARDER [4] näher beschrieben. Seit 1923 wissen wir durch SCHEUNERT und SCHIEBLICH [14] von der Vitamin B-Synthese durch Darmbakterien, seit 1936 durch BAGLIONI [1], daß auch im Kaninchen eine Vitamin B_1-Synthese stattfindet. 1945 sagt KON [7] über den „Nachtkot" des Kaninchens: „Reicher an Proteinen, wimmelt von Bakterien, in Zusammensetzung starke Ähnlichkeit mit dem Blinddarm-Inhalt. Daß das Kaninchen diese Quelle als zusätzliche, oder vielleicht hauptsächliche Vitamin B-Komplex-Versorgung benutzt, wurde noch nicht direkt bewiesen, aber der Indizien-Beweis ist gewichtig." Auch HARDER [5] hält es für naheliegend, den vermehrten Bakteriengehalt des weichen Kotes (das Dreieinhalbfache des Normal-Kotes!) mit Vitamin-Bildung in Zusammenhang zu bringen, und FRANK, HADELER und HARDER [4] kommen auf Grund der Wachstumsstörungen bei am Aufnehmen des Kotes verhinderten Kaninchen zu der Annahme, daß die Mikroorganismen des weichen Kotes einen für das Kaninchen lebenswichtigen Stoff produzieren.

Angeregt durch die KON'schen Aussagen überzeugten wir uns 1948 vom Vorhandensein der beiden Kot-Sorten des Kaninchens mit Hilfe der gleichen Haltungsbedingungen, die HARDER [5] 1949 beschreibt (Halskragen aus Pappe, Haltung auf Drahtrost), konnten aber erst 1950 im Neubau der Vitamin-Anstalt mit den Vitamin-Untersuchungen des Kaninchen-Kotes beginnen, von denen die Frage des Vitamin B_1-Gehaltes zu einem gewissen Abschluß gelangte.

Zunächst sei auf einige Punkte der HARDER'schen Arbeit [5] eingegangen:

Wenn HARDER schreibt, daß der Blinddarm den in seiner Bedeutung umstrittensten Teil des Verdauungsapparates der Säugetiere darstelle, und daß die Lehrbuchauffassung über den Zusammenhang großes Coecum-Pflanzennahrung kritischer Betrachtung in keiner Weise standhalte, so vermögen wir diesen Standpunkt ganz und gar nicht zu teilen.

Die Funktionen des Blinddarmes bei Mensch und Tier sind sowohl bezüglich seiner mechanischen als auch physiologischen Bedeutung sehr eingehend durchforscht und bekannt. Über die in diesem Darmteil ablaufenden Vorgänge und insbesondere seine Bedeutung als Ort der Zelluloseverdauung berichten eingehend schon ältere Untersuchungen, wie u. a. aus den zusammenfassenden Darstellungen von ELLENBERGER [3] und von SCHEUNERT [13] hervorgeht. Eine vergleichende Betrachtung über die Größe der Coeca in der Säugetierreihe läßt einen Zusammenhang mit der pflanzlichen Nahrung unzweideutig erkennen, wie besonders die Untersuchungen von ELLENBERGER [3] und seinen Schülern an über 100 Spezies dartun. Sehr eindeutig läßt sich der Zusammenhang ferner bei den Beuteltieren nachweisen. Bei den carni- bis insectivoren Dasyuroidea fehlt ein Coecum, bei den insecti- bis omnivoren Didelphoidea und Caenolestoidea ist das Coecum klein, bei den herbivoren Phalangeroidea ist das Coecum groß, mit nur einer bezeichnenden Ausnahme: der auf Blüten-Nektar spezialisierte Tarsipes hat kein Coecum.

Schon 1905 wurde durch die Versuche von ZUNTZ und USTJANZEW [17] die Bedeutung des Kaninchen-Blinddarmes für die Zellulose-Verdauung bewiesen, und 1906 zeigte SCHEUNERT [13], daß an der Lösung der Zellulose die im Blinddarm vorhandenen Mikroorganismen beteiligt sind.

HARDER [5] gibt für 6 Nager die Prozente des Blinddarm-Volumens am Gesamt-Volumen des Magen-Darmtraktes und bemerkt dazu, „daß innerhalb der Nager Unterschiede im Größenanteil bestehen, deren biologische Bedeutung zu klären ist". Uns erscheinen folgende Zusammenhänge naheliegend: Nutria, Bisamratte, Kaninchen und Meerschweinchen mit den hohen Blinddarm-Anteilen von 44,4—21,4% sind ausgesprochene Gras-, Kraut- und Wurzel-Fresser; Ratte und Eichhörnchen mit den niedrigeren Blinddarm-Anteilen von 16,8 bzw. 14,0% sind Alles- bzw. Samenfresser, das heißt auf eine geringere Zellulose-Aufnahme eingestellt.

Ferner vermutet HARDER Beziehungen zwischen dem „ausgesprochenen" Winterschlaf der Schläfer und ihrem fehlenden Blinddarm. Eine solche Beziehung besteht aber nach unserer Meinung nicht. Nach eigenen Beobachtungen ist der Winterschlaf von Haselmaus und Gartenschläfer nicht fester als etwa der von Ziesel und Murmeltier. Die Birkenmaus (Sicista) hält einen festen Winterschlaf in kleiner Erdhöhle ohne jeden Wintervorrat; Dr. G. ROKITANSKY, Wien, untersuchte auf unsere Bitte hin ein Alkohol-Präparat von Sicista auf Blinddarm-Größe: „Im Vergleich zur Waldmaus hat Sicista auffallend großen Blinddarm." Dagegen erscheint uns ein Zusammenhang zwischen der Blinddarmlosigkeit der Schläfer und ihrer, im Vergleich zu anderen Nagern zellulosearmen Nahrung zu bestehen. Nur vom Siebenschläfer ist vorübergehendes Fressen von Eichenblättern im Frühsommer bekannt. Im übrigen sind alle Schläfer keine Kraut-, sondern Frucht- und Samenfresser. Der Gartenschläfer ist bei seiner Vorliebe für niedere Tiere und kleine Wirbeltiere zum mindesten als omnivor zu bezeichnen.

Da die augenscheinliche Beziehung zwischen zellulosereicher Nahrung und großem Blinddarm es nahelegt, im Blinddarm der Nager (und Beutler) eine funktionelle Parallele zum Pansen der Wiederkäuer zu sehen, sind vielleicht auch in diesem Zusammenhang die Befunde von THAYSEN [16] am Rinde von Interesse: Bei vorsichtiger Schätzung bildet die Mikro-Flora des Pansens aus der täglich etwa 2 kg betragenden, im Futter aufgenommenen Zellulose-Menge 180 g mikrobiologisches Protein, 80 g Kohlenhydrate und 8 g ätherlösliche

Substanzen. Da von der typischen Pansenflora im Kot nichts mehr zu finden ist, werden offenbar vom Wirtstier sowohl diese hochwertigen Proteine, als auch die Kohlenhydrate (stärkeähnliche Polysaccharide) verdaut. Weiter ist die Pansenflora der Wiederkäuer zur Vitamin B-Synthese befähigt. Gegenüber einem B_2-Gehalt des Futters (Hafer und Heu) von 1,5—6 mg per g fand THAYSEN in der gewaschenen und getrockneten Pansen-Bakteriensubstanz 142 mg pro g.

Unsere eigenen Untersuchungen beschränkten sich zunächst auf den Gehalt an Vitamin B_1 im Kaninchen-Kot und -Darminhalt. Nur zur Vororientierung wurden 2 Nikotinsäure-Bestimmungen durchgeführt:

Für 1 Kaninchen Normalkot = 2,5; weicher Kot = 11,3 mg% der Trockensubstanz
Für 1 Meeschweinchen Normalkot = 6,9; weicher Kot = 13,8 mg% der Trockensubstanz

Die Vitamin B_1-Bestimmungen wurden durch Frl. HENTRICH nach der Thiochrom-Methode durchgeführt. In Tab. 1 sind die Durchschnittswerte beider Kotformen für 6 Kaninchen und 1 Meerschweinchen zusammengestellt. Der weiche Kot des Kaninchens enthält, bei größeren individuellen Schwankungen, ausnahmslos ein Vielfaches (im Mittel das Vierfache) der γ-Prozente an Vitamin B_1 des Normalkotes, beim Meerschweinchen entsprechend das 3,7 fache.

Tabelle 1. *Vitamin B_1 in γ-Prozenten der Trockensubstanz im Kaninchen- und Meerschweinchen-Kot*

Kaninchen Nr.	Normal-Kot	Vitamin-Kot
15	112,4	412,3
10	152	485
9	93	157
8	39,1	461,3
1 + 2	85,2	414
Meerschweinchen	166	610

Es sei hier ein Vorschlag zur Benennung des weichen Kotes eingeschaltet: Mit Recht lehnt HARDER sowohl die Bezeichnung „Magenpillen“ ab, wie auch den älteren Ausdruck „Nachtkot“. Auch wir beobachteten, daß die Abgabe des weichen Kotes nicht nur nachts, sondern ebenso zu allen Tageszeiten erfolgt. Aber der von HARDER vorgeschlagene Name „Coecotrophe“ verschleiert einerseits die Tatsache, daß es sich um Kot handelt, andererseits sagt er über die Bedeutung des weichen Kotes nichts aus. Wir schlagen statt dessen die Bezeichnung „*Vitaminkot*“ vor.

Form und Beschaffenheit des Vitaminkotes und seine Herkunft aus dem distalen Blinddarmabschnitt sind von HARDER dargestellt. Ein weiteres Verdienst der HARDER'schen Arbeit liegt im Nachweis, daß Vitaminkot und seine Aufnahme per os keine Besonderheiten des Kaninchens und, unter speziellen Bedingungen, auch der Laboratoriumsform der Wanderratte („Refection“) sind, sondern normale Bestandteile des Verdauungsvorganges wohl bei allen Hasenähnlichen (Lagomorpha) und Nagern (Rodentia), vielleicht mit Ausnahme der blinddarmlosen Schläfer (Nachweise für 10 Arten).

HARDER gelang durch injizierte Tusche der Nachweis für die Herkunft des Vitaminkotes aus dem distalen Blinddarmdrittel. Unsere, in Tabelle 2 zu-

Tabelle 2. *Vitamin B_1 in γ-Prozenten der Trockensubstanz*

Kaninchen Nr.	Magen		Dünndarm	Blinddarm		Wurmfortsatz	Colon	Dickdarm
	Speisebrei	Vitaminkot		proximal	distal			
3	—	—	*749*	267		—	282	247
5	334	686	283	277		*1380*	486	293
6	297	—	285	189		*955*	182	341
7	117	—	*960*	344	652	340	350	728
8	88,7	—	83,8	38,1	54,9	*967*	137	204
9	108	—	204	77	207	*1450*	176	177
10	83,5	—	220	720	708	0	588	475 bis *863**
11	85	—	422	128,5	384	*600*	272	187
12	45,1	195	116	403	537	635	*703*	408
13	189	258	283	92,8	323	*357*	154	89,8
14	239	325	232	116	425	*827*	367	19,4
15	156	300	652	108	108	*749*	134	39,5
4 (Wild)	0	—	350	3500		—	*4900*	3430,0
Feldmaus (8 Tiere)	233		508,0	1080,0				
Hamster (2 Tiere)	504		377	740	1380			1800

* 863 γ Proz. = Vitaminkot im Enddarm!

sammengestellten Vitamin B_1-Gehalte für den Inhalt verschiedener Abschnitte des Magen- und Darmtraktes ermöglichen eine engere Lokalisierung der Vitamin B_1-Synthese. Naturgemäß sind die Befunde der höchsten Vitamin B_1-Konzentration nicht einheitlich, da es sich ja bei der Passage des Vitaminkotes um einen Vorgang mit unbekanntem, wohl wechselndem Rhythmus handelt.

Die Vitamin B_1-Gehalte des Speisebreies im Magen zeigen durchweg relativ niedrige Werte, in keinem Fall kann der in anderen Abschnitten des Verdauungstraktes gefundene Höchstwert für Vitamin B_1 im aufgenommenen Futter enthalten gewesen sein. Soweit sich im Magen Vitaminkot vorfindet, entspricht sein Vitamin B_1-Gehalt, wiederum bei individueller Schwankung, im Durchschnitt demjenigen des unter Drahtrost aufgefangenen: 386 bzw. 353 γ-Prozente der Trockensubstanz. Im Dünndarm, nach SCHEUNERT und SCHIEBLICH [15] der Hauptresorptionsstätte für Vitamin B, wurden zweimal die höchsten Vitamin B-Werte gefunden. Im Colon fanden sich zweimal Höchstwerte, ohne daß morphologisch ein durch Formung kenntlicher Vitaminkot protokolliert wurde. Auch HARDER beobachtete geformten Vitaminkot erst im Mastdarm. Beide Befunde deuten vielleicht darauf, daß der noch nicht geklärte Formungsprozeß des Vitaminkotes erst im Mastdarm stattfindet. Höchstwert im Mastdarm wurde einmal gefunden, in diesem Fall enthielt auch das Sektionsprotokoll den Vermerk: Vitaminkot im distalen Mastdarm. Soweit der Blinddarminhalt getrennt nach proximaler und distaler Hälfte untersucht wurde, ergaben sich in 6 von 9 Fällen erheblich höhere Werte für den distalen Abschnitt.

Nach MANGOLD [9] nimmt die bakterielle Zellulosezersetzung ebenfalls nach dem Blinddarmende hin zu, so daß ein, zu mindest räumlicher, Zusammenhang zwischen Vitamin B_1-Synthese und Zelluloseabbau zu bestehen scheint. Eindrucksvoll schließlich sind die Befunde für den Inhalt des Wurmfortsatzes. In 8 von 11 untersuchten Fällen hat der Inhalt des Wurmfortsatzes den höchsten Vitamin B_1-Gehalt (bei Kaninchen Nr. 9 das Siebenfache der anderen Darmabschnitte!). Die Vermutung MANGOLD's [9], wonach der Schleim des Wurmfortsatzes die Bakterienentwicklung begünstige, findet hiermit eine Bestätigung. Wir möchten dazu darauf hinweisen, daß nach ELLENBERGER [3] der blinde Endabschnitt des Kaninchencoecums mit zahlreichen Lymphknötchen bzw. cytoblastischem Gewebe ausgestattet ist, also als physiologisches Analogon des nur mit solchem lymphadenoiden Gewebe ausgekleideten Processus vermiformis des Menschen anzusehen ist und deshalb auch mit Recht als Wurmfortsatz bezeichnet werden kann. Schon KOHLBRUGGE [6] hat angenommen, daß der Processus vermiformis eine Brutstätte von Bact. coli commune ist und diese in Reinkultur enthält. Auch diese obligaten Darmbewohner sind zur Vitaminsynthese befähigt. Der mitgeteilte besonders hohe Vitamingehalt des Inhaltes des Kaninchenwurmfortsatzes scheint uns deshalb auch vergleichend anatomisch und physiologisch betrachtet durchaus gut begründet zu sein.

Der Befund von Kaninchen Nr. 10, in dessen Wurmfortsatzinhalt überhaupt kein Vitamin B_1 nachzuweisen war, deutet vielleicht auf eine gerade erfolgte Entleerung durch Kontraktion hin, wozu der Wurmfortsatz durch seine muskulöse Wandung befähigt ist.

Bemerkenswert ist der absolut hohe Vitamin B_1-Gehalt im Darmtrakt von Kaninchen Nr. 4, dem einzigen untersuchten Wildkaninchen. Das Tier wurde im Winter in einem Garten erbeutet, wo es an Goldlack (Cheiranthus) gefressen hatte. Im Speisebrei des Magens war bezeichnenderweise kein Vitamin B_1 nachzuweisen.

Zwei Einzelbefunde für Feldmaus und Hamster (Cricetus) deuten ebenfalls auf eine Vitamin B_1-Synthese im Darmtrakt hin.

Weitere Untersuchungen über die anderen bakteriogenen Vitamine des B-Komplexes und auch über den noch ungeklärten Mechanismus der Blinddarmentleerung sowie der Sonderung von Vitaminkot und Normalkot sind geplant.

Zusammenfassung

Innerhalb der Nager besteht eine positive Correlation zwischen dem Fassungsvermögen des Blinddarmes und dem Cellulose-Gehalt der Nahrung. Der weiche Kot des Kaninchens (und Meerschweinchens) enthält mehr Vitamin B_1 als mit dem Futter zugeführt sein kann (etwa das Vierfache des normalen Kotes). Die Bezeichnung „Vitaminkot" wird vorgeschlagen.

In Analogie zur Pansen-Flora der Wiederkäuer erfüllt die Blinddarm-Flora der Nager neben der Zellulosespaltung die Aufgabe der Vitamin B_1-Versorgung des Wirtstieres. Der höchste Gehalt an Vitamin B_1 wurde beim Kaninchen fast regelmäßig im Wurmfortsatz-Inhalt gefunden.

Schrifttum

[1] BAGLIONI, A., *1936*: Sulla Particolare Resistenza Del Coniglio Ai Disturbi Dell'Avitaminosi B_1 Sulla Possibilità Di Una Elaborazione Endogena Di Vitamine. Arch. Fisiol., *XXXV*, 3. Florenz.

[2] EDEN, A., 1940: Coprophagy in the Rabbit: Origin of the „Night Faeces". Nature, London, 145.

[3] ELLENBERGER, W., 1906: Beiträge zur Frage des Vorkommens der anatomischen Verhältnisse und der physiologischen Bedeutung des Coecums des Processus vermiformis und des cytoblastischen Gewebes in der Darmschleimhaut. Arch. (anat. u.) Phys., 139.

[4] FRANK, I., HADELER, U. u. HARDER, W., 1951: Zur Ernährungsphysiologie der Nagetiere. Pflüger's Arch. Physiol. *253*, 173.

[5] HARDER, W., 1949: Zur Morphologie und Physiologie des Blinddarmes der Nagetiere. Verh. Deutsch. Zool. Mainz.

[6] KOHLBRUGGE, J. H. F., 1896: C. Bact. *XIX*, 571 u. 1901: *XXX*, 70.

[7] KON, S. K., 1945: Synthesis of Vitamins by Microorganisms of the Alementary Tract. Proc. Nutrition Soc. *3*.

[8] KRŻYWANEK, W., 1927; Vergleichende Untersuchungen über die Mechanik der Verdauung. Arch. Wiss. u. Prakt. Tierheilkunde *56*, 57.

[9] MANGOLD, E., 1928: Die physiologischen Functionen des Blinddarms allgemein und besonders bei Vögeln. Sitzber. Ges. Nat.-Freunde.

[10] MANGOLD, E., 1950: Die Futter-Durchgangszeiten beim Kaninchen. Arch. Tierernährung *1*, 136.

[11] MOROT, C., 1882: Mém. Soc. Méd. vet., *12*, ser. 1.

[12] SCHEUNERT, A., 1909: Verdauung, Vorgänge im Enddarm. Oppenheimer's Handb. d. Biochem. d. Mensch. u. d. Tiere, I. Aufl., *3*, T. 2, S. 124, Jena.

[12] SCHEUNERT, A., 1925: Verdauung der Wirbeltiere. Ebd. 2. Aufl. *5*, 56.

[13] SCHEUNERT, A., 1906: Beiträge zur Kenntnis der Celluloseverdauung im Blinddarm und des Enzymgehaltes des Caecalsekretes. Hoppe Seyler's Z. Physiol. Chem. *48*, 1.

[14] SCHEUNERT, A. u. SCHIEBLICH, M., 1923: Über die Bildung von Vitamin B durch obligate Darmbacterien. Biochem. Z., *139*, 57.

[15] SCHEUNERT, A. u. SCHIEBLICH, M., 1935: Über die Resorption von Vitamin B im Dünndarm. Ber. Math.-Phys. Kl. Sächs. Akad. Wiss. *LXXXVII*, Leipzig.

[16] THAYSEN, A. C., 1945: The Microbiological Aspect of Rumen Digestion. Proc. Nutrition Soc. *3*.

[17] ZUNTZ, N., 1905: Zur Bedeutung des Blinddarms für die Verdauung beim Kaninchen, nach Versuchen des Herrn W. Ustjanzew, Nowo Alexandrowo. Verh. physiol. Ges. Berlin, Nr. 5 bis 8 u. Arch. (anat. u.) Phys., 403.

Aus dem Institut für Tierzuchtforschung Dummerstorf bei Rostock
(Direktor: Professor Dr. F. HARING)

F. HARING und R. GRUHN

ANWENDUNG VERSCHIEDENER METHODEN ZUR BESTIMMUNG DES FETT- UND FLEISCHANTEILS BEI SCHWEINEN ZUR BEURTEILUNG DES EINFLUSSES VERSCHIEDENARTIGER FÜTTERUNG UND ABSTAMMUNG AUF DIE FUTTERVERWERTUNG

In jedem *Fütterungsversuch*, gleichgültig, ob er zur Untersuchung der Geeignetheit von Futtermitteln und verschiedener Mastmethoden oder zur Prüfung der Mastleistung von Schweinen durchgeführt wird, erfolgt die Feststellung der *Futterverwertung.* Die Höhe der Futterverwertungszahl bestimmt dabei entscheidend die wirtschaftliche Bedeutung des Versuchsergebnisses für die tierische Erzeugung. Beim Schwein steht dabei die Fleisch- und Fettbildung an erster Stelle. Es muß daher jeder Fütterungsversuch mit einer *Ausschlachtung* der Versuchsschweine abschließen. Nur nach einer genauen Zerlegung der Versuchstiere in Fleisch- und Fettpartien ist es möglich, die im Futter aufgenommenen Nährstoffe den in dem Schlachttier erzeugten Werten gegenüberzustellen und damit das *Futterverwertungsvermögen* genau zu erfassen. Im allgemeinen steigt der Nährstoffaufwand und *Futterverbrauch* mit zunehmender Fettbildung. Das beweisen die Ergebnisse von Mastversuchen, in denen die Wirkung der Grünfuttervorbereitung bzw. einer um $^1/_3$ herabgesetzten Eiweißration untersucht wurde [4]. Durch eine viermonatige *Grünfuttervorbereitung* mit anschließender Ausmast auf ein Endgewicht von nur 100 kg wurde zwar der Aufwand an Gesamtnährstoffen um 12,6% herabgesetzt, gleichzeitig ging aber auch der Fettanteil um 2,5% zurück (Tab. 1).

Tabelle 1

	Gesamtnährstoffe für 100 kg Zunahme kg	Fettanteil %
Vollmast	265,95	41,92
Nach Grünfuttervorbereitung	253,31	39,42

Durch Herabsetzung der Eiweißration um 34% bei der Mast von 100-kg-Schweinen wurden bei Einsparung von etwas Eiweiß 73,9 kg Gesamtnährstoffe mehr benötigt; dafür waren die Eiweißmangel-Schweine bei Herabsetzung des Fleischanteils um 6,1% fetter (Tab. 2).

Tabelle 2

	Zu 100 kg Zunahme v. Eiweiß kg	Zu 100 kg Zunahme Gesamtnährst. kg	Fleischanteil %	Fettanteil %
Eiweißnormal	31,35	233,90	36,55	43,34
Eiweißarm	26,70	307,78	31,16	49,41

E. I. SIMON [6] konnte durch eine scharfe Senkung des Eiweißniveaus der Futterration um 40—50% gegenüber der Norm sogar eine Vermehrung der Gesamtmenge an Fett um 38% bei Verringerung der Fleischmenge um 15% erreichen.

Die Beziehung zwischen *Nährstoffaufwand und Fettbildung* konnte HARING [1] durch den Vergleich von Halbgeschwistern verschiedener Abstammung veranschaulichen (Tab. 3).

Tabelle 3

Rasse	Versuchstiere	Aufwand zu 100 kg Zuwachs: 40—100 kg Gesamtnährstoffe kg	Aufwand zu 100 kg Zuwachs: Gesamtmast in 1000 Kalorien	Anteil am Lebendgewicht: Fleisch %	Anteil am Lebendgewicht: Fett %
Co × Co*	Nimrod × Ursel	296,10	1313	27,0	50,5
E × Co	Parzival × Ursel	267,04	1268	28,8	45,4
Co × E	Nimrod × Dina	256,85	1157	32,0	37,9
E × E	Freier × Blume	212,73	1084	36,4	30,9
Be × Be	Alter × Katinka	306,57	1397	33,5	41,9
Be × v. L.	Alter × Mistel	235,96	1244	33,4	37,0
v. L. × Be	Präger × Renate	279,54	1271	31,7	41,2
v. L. × v. L.	Präger × Mistel	259,04	1166	33,6	33,8

* Co = Cornwall, E = Edelschwein, Be = Berkshire, v. L. = veredeltes Landschwein.

Diese Beispiele aus unseren letzten Versuchen mögen veranschaulichen, wie dringend notwendig es ist, durch Entwicklung einer einwandfreien Methode den Fleisch-Fettanteil am ausgeschlachteten Tier zu bestimmen. Bisher erfolgte sowohl bei Ausschlachtungen nach Mastversuchen als auch in den Mastprüfungsanstalten die Bestimmung des Fleisch-Fettverhältnisses in der Form, daß an einer kalten Hälfte des Schweines Speck und Flomen als *Fettanteil,* Schinken und Rückenstück als *Fleischanteil* berechnet wurde, während die übrigen Schlachtteile (Bauch, Blatt, Kopf) zu dieser Berechnung nicht herangezogen wurden. Diese Methode wird dem tatsächlichen Fett-Fleischanteil nicht gerecht. Das in besonders hohem Maße bei den fettwüchsigen Typen *in dem Schinken* und Rückenstück *angelagerte Fett,* sowie das im Fleisch selbst enthaltene Rohfett bleiben unberücksichtigt und werden darüber hinaus noch *als Fleisch* gewertet. In der nachstehenden Übersicht sind vollkommen gleichschwere *Schinken* von zwei Halbgeschwister-Paaren verschiedener Väter sorgfältig in Fleisch, Fett, Knochen und Schwarte unterteilt, und das im Fleisch vorhandene durch Analyse gewonnene Fett einbezogen (Tab. 4).

Tabelle 4

	Sattel-Sau × Cornw. ♂	Sattel-Sau × Edel ♂	Sattel-Sau × Cornw. ♂	Sattel-Sau × Edel ♂
Schinken kg	22,35	22,36	21,22	21,77
Davon Fleisch kg	10,05	11,11	9,62	10,09
Fett kg	8,79	7,08	7,74	7,31
Fettgehalt des Schinkenfleisches %	7,76	4,98	10,78	5,55
Fettfreies *Fleisch* kg	9,27	10,56	7,33	8,88
" " in % des Schinkengewichtes	41,48	47,23	34,54	40,80
Gesamtfett kg	9,57	7,63	8,51	5,45
" in % des Schinkengewichtes	42,82	34,12	40,10	25,03

Die gleichschweren Schinken der Vergleichstiere hatten einen sehr unterschiedlichen Fett- und Fleischanteil, der in diesem Beispiel durch die unterschiedliche Stoffwechselrichtung der beiden Väter bedingt war; der gleiche Unterschied kann sicherlich auch bei gleichschweren Schinken durch unterschiedliche Mast erreicht werden.

Bereits an kleinerem Material konnten wir zeigen [3], daß der nach der oben erwähnten Methode *errechnete Fleischanteil* im Mittel um 200% mit einer Schwankungsbreite von 100% über dem *tatsächlichen Fleischanteil* liegt. Diese *Methode C* führt infolge der zwischen dem Fettbildungsvermögen und dem Nährstoffaufwand bestehenden gleichsinnigen Beziehung zu einer *falschen Beurteilung der Futterverwertung.*

Die von J. SCHMIDT und Mitarbeitern [5] 1933 bei Untersuchungen über die Zusammensetzung des Schweinekörpers bei Mastschweinen verschiedener Gewichtsklassen angewandte Zerlegungsmethode ist zweifellos die exakteste zur Bestimmung des Fett- und Fleischanteils. Hier wurden von der Schlachtung ab sämtliche Bestandteile des Schweines einschließlich Blut und Borsten gewichtsmäßig erfaßt; die Schwanzhälfte wurde zerlegt, die Schwarten entfernt, die Knochen vom Fleisch gelöst, das den Knochen anhaftende, quantitativ nicht mehr zu erfassende Fleisch als Kochfleisch ermittelt und Durchschnittsproben des Fleisches untersucht. Diese Methode ermöglicht eine genaue Bilanz zwischen Nährstoffaufnahme und Nährstoffansatz im Körper in Form von Fleisch und Fett, und damit die sicherste Beurteilung der Futterverwertung, wenn außer Schweinen im Endgewicht auch gleichgeschlechtliche Vollgeschwister im Anfangsgewicht nach dieser Methode untersucht werden. Diese Methode setzt das Mazerieren des halben Schweines voraus und ist daher nicht nur mühsam und zeitraubend, sondern auch kostspielig, weil die Schlachtware nur bedingt und nicht voll verfügbar ist.

Darum haben wir bei unseren Mastuntersuchungen seit 1947 [1] zur Bestimmung des Fett-Fleischanteils eine *Zerlegung jedes Teilstückes* (Kopf, Kotelett, Bauch, Blatt, Schinken, Speck) in Fleisch, Fett, Schwarten und Knochen vorgenommen; außerdem wurde das durch Analyse des Fleisches ermittelte Rohfett vom Fleisch in Abzug gebracht und dem Gesamtfett zugerechnet. Diese

Methode (A) wurde durch Hinzunahme von Darmfett und Innereien so weit ergänzt, daß alle Fleisch- und Fetteile des Körpers berücksichtigt wurden, so daß die *Methode (B)* den tatsächlichen Fettanteil jedes Einzeltieres sehr genau wiedergibt. Dieses Verfahren ist sehr mühsam und muß auf jeden Fall bei streng wissenschaftlichen Untersuchungen angewandt werden, kann aber wegen des hohen Arbeitsaufwandes und der bis ins Kleinste gehenden Zerlegung und Mahlung der Muskelpartien praktisch nicht angewandt werden, wenn es sich um die gleichzeitige Ausschlachtung einer großen Anzahl von Schweinen z. B. in der Mastprüfung handelt.

Aus diesem Grunde wurde eine Methode zur Bestimmung des Fleisch-Fettanteils ermittelt, welche mit geringerem Arbeitsaufwand und geringerem Wertverlust bei Ausschlachtungen angewandt werden kann und trotzdem dem tatsächlichen Fleisch-Fettanteil weitestgehend entspricht. Dabei war immer die Zielsetzung, möglichst nur einige wenige Teilstücke nur *einer* Hälfte zu zerlegen, um die Verwertbarkeit der Schlachtware nicht zu beeinträchtigen.

Eine *Methode (E)*, nur den Schinken in Fleisch- und Fetteile zu zerlegen, mußte zurückgestellt werden, weil der Schinken allein keinen sicheren Anhaltspunkt gab. Die Abweichung vom tatsächlichen Fleischanteil belief sich im Mittel auf 57% mit einer Schwankungsbreite von 37%. Diese Bestimmungsmethode schied daher als zu unsicher aus.

Erst die folgende *Methode (D 1)* erwies sich als anwendbar:

> Die vier Teilstücke Schinken, Rückenstück, Speck und Flomen des ganzen Schweines werden in Fleisch- und Fetteile zerlegt und das im Muskelfleisch vorhandene Rohfett berücksichtigt.

Diese Methode weist mit einer *Abweichung von 4% im Mittel* und einer Streubreite von 13% die geringste Abweichung vom tatsächlichen Fett-Fleischanteil auf und kommt damit dem *wirklichen Fleischanteil* am nächsten.

Um noch mehr Arbeit einzusparen und noch mehr unzerlegte Schlachtteile der Verwertung zuzuführen, wurde die Zerlegung in die Teilstücke auf die linke Schlachthälfte des Schweines beschränkt. Bei dieser *Methode (D 2)* werden vom ganzen Schwein nur die vier Teilstücke Rückenstück, Schinken, Speck und Flomen *einer* Schlachthälfte in Fleisch, Fett, Knochen und Schwarte zerlegt, und das im Fleisch enthaltene analytisch festgelegte Rohfett berücksichtigt.

Während die früheren Untersuchungen (3) darauf abgestellt waren, für die verschiedenen Bestimmungsmethoden des Fett-Fleischanteils einen *Maßstab für ihre Anwendbarkeit* in Bezug auf die Genauigkeit zu haben und deshalb die Schwankungsbreite der Abweichungen vom tatsächlichen Fett-Fleischanteil betrachtet wurde, bezwecken die vorliegenden Untersuchungen, für die praktische Anwendung der Methoden die *Unterlagen* zu schaffen, mit Hilfe deren die bei der Ausschlachtungsmethodik auftretenden *Abweichungen des festgestellten vom tatsächlichen Fett-Fleischanteil weitgehend herabgemindert werden* können. Zum Vergleich wurde die alte Ausschlachtungsmethode C (Teilung in die vier Teilstücke ohne Zerlegung in Fleisch- und Fettpartien und ohne Bestimmung des Rohfettes) herangezogen, um auf diese Weise zugleich einen Wertmaßstab für die Brauchbarkeit der beiden Methoden D_2 und C zu haben.

Das Material ist inzwischen auf 114 Ausschlachtungen an Edelschweinen, veredelten Landschweinen, Cornwalls und Kreuzungen erweitert worden, bei denen der Fleisch- und Fettanteil durch Zerlegung aller Teilstücke in die Fleisch- und Fettpartien sowie das durch Analyse ermittelte Rohfett im Fleisch einschließlich Darmfett und Organgewichten bestimmt wurde.

Für diese 114 Tiere wurde sowohl nach der Methode C als auch der Methode D_2 die Gesamtfleisch- und die Gesamtfettmenge errechnet, und diese mit der nach der Methode B errechneten tatsächlichen Gesamtfleisch- bzw. Fettmenge korreliert und daraus die *Regression* errechnet. Schon die Betrachtung der Korrelationsbilder läßt für die beiden Methoden D_2 und C große Unterschiede erkennen.

tatsächliche Fleischmenge

nach Methode D_2 berechnete Fleischmenge 7000	26	27	28	29	30	31	32	33	34	35	36	37	38	39 000		
500	1	2														3
8 000	1		1	3	2	1										8
500				4	7	5	4									20
9 000					4	8	7	4			1					24
500						2	7	4	6	1	2					22
10 000							1	3	8	1	1	3				17
500										6	4			2		12
11 000											1	4	1			6
500															1	1
12 000														1		1
	2	2	1	7	13	16	19	11	14	8	9	7	1	3	1	114

r = + 0,8681 ± 0,0231

Abb. 1

Bei der Methode D_2 erstrecken sich die Feldhäufigkeiten in einem schmalen Streifen diagonal über das Korrelationsfeld, bei der Methode C aber ist die Verteilung breit über das Feld hin erstreckt und läßt eine nicht so enge Beziehung zwischen der festgestellten und tatsächlichen Fleischmenge erkennen. In die Korrelationstabellen sind die Regressionsgeraden eingezeichnet, mit Hilfe deren man zu einer festgestellten Fleisch- bzw. Fettmenge die tatsächliche Fleisch- bzw. Fettmenge ablesen kann. Danach entspricht z. B. bei der Methode D_2 einer festgestellten Gesamtfleischmenge von 8,5 kg im Durchschnitt eine tatsächliche Gesamtfleischmenge von 30,5 kg. Da aber das Ablesen der einander entsprechenden Werte aus einer Zeichnung immer Ungenauigkeiten mit sich bringt, wurde unter Zugrundelegung der Regressionsgleichung $x = M_x + R_{xy}\ (y - M_y)$ * sowohl für die Fleisch- als auch die Fettmenge für jeden festgestellten Wert der sich aufgrund der Regression ergebende, korrigierte Wert errechnet und gleichzeitig eine Tabelle aufgestellt, aus welcher man zu jeder festgestellten Fleisch- bzw. Fettmenge die korrigierte Fleisch- bzw. Fettmenge ablesen kann. (Ein kleiner Ausschnitt ist hier in Tab. 5 beigefügt.)

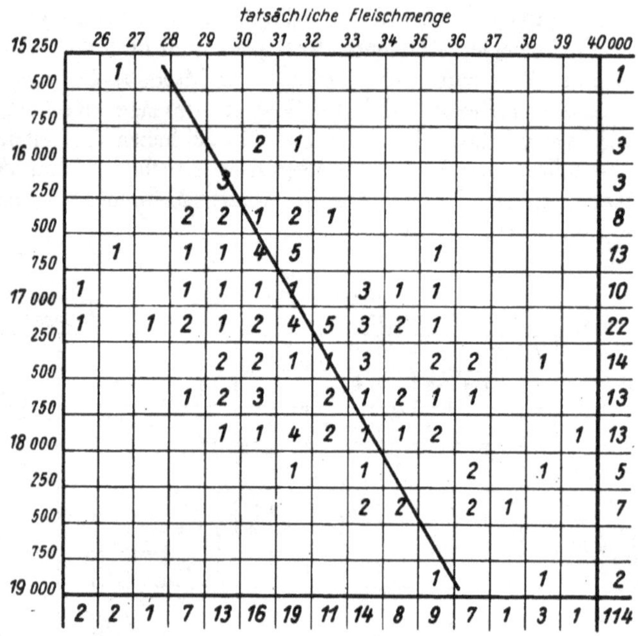

r = + 0,5445 ± 0,0659

Abb. 2

Für die so korrigierte Fleisch- bzw. Fettmenge wurde der *prozentische Fleisch- bzw. Fettanteil* berechnet und die Differenz zu dem tatsächlichen Fleisch- bzw. Fettanteil bestimmt. Für diese Abweichungen wurden die Häufigkeitsverteilungen aufgestellt und die variationsstatistischen Charakteristika Mittelwert und Streuung berechnet. Dabei ergaben sich für die Abweichungen folgende Werte:

Fleischanteil

Methode	$D_2 : M = + 0{,}22\%$	$\sigma = \pm\ 1{,}22\%$
„	$C\ : M = + 0{,}11\%$	$\sigma = \pm\ 2{,}85\%$

Fettanteil

Methode	$D_2 : M = + 0{,}02\%$	$\sigma = \pm\ 1{,}51\%$
„	$C\ : M = + 1{,}03\%$	$\sigma = \pm\ 2{,}86\%$

* x = tatsächl. Wert, M_x = Mittelwert der x-Reihe, R_{xy} = Regressionskoeffizient, y = beobacht. Wert, M_y = Mittelwert der y-Reihe (beobacht. Reihe).

Tabelle 5. *Ausschnitt aus der Korrekturtabelle für die nach Methode D_2 festgestellte Fleisch- und Fettmenge*

Fleischmenge beobachtet	Fleischmenge korrigiert	Fettmenge beobachtet	Fettmenge korrigiert
8 000	29 187	9 000	33 000
10	214	10	027
20	241	20	053
30	268	30	080
40	296	40	107
50	323	50	136
60	350	60	160
70	377	70	187
80	404	80	214
90	431	90	240
100	459	100	267
10	486	10	294
20	513	20	321
30	540	30	347
40	567	40	374
50	594	50	401
60	622	60	427
70	649	70	454
80	676	80	481
90	703	90	507
200	730	200	534
10	757	10	561
20	785	20	588
30	812	30	614
40	839	40	641
50	866	50	668
60	893	60	694
70	920	70	721
80	947	80	748
90	975	90	775
300	30 002	300	801
10	029	10	828
20	056	20	855
30	083	30	881
40	110	40	908
50	138	50	935
60	165	60	962
70	192	70	988
80	219	80	34 015
90	246	90	042
400	273	400	068

Für die bisher angewandte Methode C zur Bestimmung des Fett- und Fleischanteils ist die *Streuung* der Abweichungen *noch einmal so groß* wie bei der Methode D_2. Geht man von der Tatsache aus, daß bei einer normalen Verteilung eine beliebige Variante mit einer Wahrscheinlichkeit von 99,7% in dem Bereich von $\pm 3\sigma$ liegt, so gibt $\pm 3\sigma$ die Grenzen an, innerhalb deren die Abweichungen von fast allen Tieren liegen. Das besagt, bei einem *tatsächlichen Fleischanteil von z. B. 25%* kann der nach Korrektur berechnete Fleischanteil im ungünstigsten Falle für

Methode D_2 zwischen 21,6% und 28,9%
„ C „ 16,7% „ 33,7% liegen.

Einer Schwankungsbreite von 7% bei der Methode D_2 steht eine solche von 17% bei der Methode C gegenüber, d. h. zwei Tiere mit einem tatsächlichen Fleischanteil von z. B. 25% können in dem nach Korrektur berechneten Fleischanteil bei der Methode D_2 im ungünstigsten Falle um 7%, bei der Methode C aber um 17% differieren.

Entsprechend kann bei einem *tatsächlichen Fettanteil von z. B. 35%* der nach Korrektur berechnete Fettanteil im ungünstigsten Falle für

Methode D_2 zwischen 30,5% und 39,5%
„ C „ 27,5% „ 44,6% liegen.

Hier steht einer Schwankungsbreite von 9% bei Methode D_2 eine solche von 17% bei der Methode C gegenüber.

Diese Gegenüberstellung belegt eindeutig die ungenügende Sicherheit der alten Ausschlachtungsmethode (C) zur Bestimmung des Fleisch-Fettanteils. Für die Bestimmungsmethode D_2 können im ungünstigsten Falle für den Fleischanteil noch Fehlschlüsse bis zu 7%, für den Fettanteil bis zu 9% gezogen werden. Trotzdem kann diese Methode bei jeder Versuchsschlachtung durchgeführt werden und bildet, mit nicht zu großen Fehlerquellen behaftet, einen Maßstab für die Beurteilung der Futterverwertung.

Zusammenfassung

1. Zur einwandfreien Beurteilung der Futterverwertung in Mastversuchen jeder Art ist eine genaue Bestimmung des Fett- und Fleischanteils wegen deren gleichsinniger Beziehung zum Nährstoffaufwand notwendig. Die Notwendigkeit der Entwicklung einer einwandfreien Ausschlachtungsmethode wird an Hand von Versuchsergebnissen unter Beweis gestellt.

2. Die bisher übliche Bestimmung des Fett-Fleischverhältnisses in der Form, daß an einer kalten Hälfte des Schweines Speck und Flomen als *Fett*anteil, Schinken und Rückenstück als *Fleisch* gewertet werden, wird nicht dem tatsächlichen Fett-Fleischanteil gerecht, weil das im Schinken und Rückenstück angelagerte sowie im Muskel eingelagerte Fett als Fleisch gewertet wird. Hierfür wird als Beweis die verschiedenartige Fleisch-Fettzusammensetzung gleich schwerer Schinken angeführt.

3. Die Zerlegung eines jeden Teilstückes (Kopf, Kotelett, Bauch, Blatt, Schinken, Speck) in Fleisch, Fett, Schwarte, Knochen und Berücksichtigung des durch Analyse des Fleisches ermittelten Rohfettes unter Einbeziehung von Darmfett und Innereien erweist sich als die sicherste Methode zur Feststellung der tatsächlichen Zusammensetzung des Schweinekörpers. Bei gleichzeitiger Ausschlachtung einer großen Anzahl von Schweinen ist diese Methode nicht anwendbar, weil bei sehr hohem Arbeitsaufwand die Verwertbarkeit der weitestgehend zerlegten Schlachtteile stark beeinträchtigt wird.

4. Als eine brauchbare Methode zur Ausschlachtung einer größeren Anzahl Versuchsschweine konnte durch Regressionsrechnung an 114 Schlachtschweinen von 100 kg Gewicht folgende nachgewiesen werden:

Nur eine Hälfte des Schweines wird in die üblichen Schlachtteile zerlegt (Kopf, Bauch, Blatt, Speck, Flomen, Rückenstück, Schinken). Die letzten vier Teile werden gewichtsmäßig sorgfältig zerlegt in Fleisch, Fett, Knochen und Schwarte und das im Muskelgewebe eingelagerte Fett analytisch bestimmt und dem Fleischanteil ab-, dem Fettanteil zugezählt.

Literaturverzeichnis

[1] HARING, F.: Mast- und Schlachteigenschaften und ihre Beziehungen zum Typ verschiedener Schweinerassen und deren Kreuzungen (Anhang). Kühn-Archiv, Bd. 62, 1949.

[2] HARING, F.: Der Begriff der „Futterverwertung" in der Mastleistungsprüfung von Schweinen. Der Tierzüchter, Jg. 1, Nr. 24, 20. 12. 49.

[3] HARING, F., u. R. GRUHN: Zur Methodik der Bestimmung des Fett : Fleischverhältnisses bei Mast- und Schlachtleistungsprüfungen an Schweinen. Züchtungskunde, Bd. 21, H. 6, S. 267, 1950.

[4] HARING, F., R. GRUHN u. A. SCHAAF: Wirkung eiweißarmer Fütterung auf Mast- und Schlachteigenschaften bei Schweinen unterschiedlicher Stoffwechselrichtung. Tierzucht, Jg. 5, H. 9 u. 12, 1951.

[5] SCHMIDT, J., VON SCHLEINITZ, J., LAGNEAU u. ZIMMERMANN: Über die Zusammensetzung des Schweinekörpers bei Mastschweinen verschiedener Gewichtsklassen. Arb. d. D. G. f. Z., H. 39, Hannover 1933.

[6] SIMON, E. I.: Der Einfluß von Fütterungsfaktoren auf ein frühes Fettwerden der Schweine. Arb. d. wiss. All-Unions-Forschungsinstitutes für Tierzucht, Bd. 18, Moskau 1950.

Aus dem Institut für Tierernährung der Forschungsanstalt für Landwirtschaft
in Braunschweig-Völkenrode
(Direktor Prof. Dr. K. RICHTER)

K. RICHTER und M. BECKER

BEITRÄGE ZUM ERNÄHRUNGSHAUSHALT VON MILCHKÜHEN HOHER LEISTUNG

Stoffwechselversuche an Milchkühen

1. Mitteilung K. RICHTER und M. BECKER: Der Stoffwechselversuchsstand für Milchkühe des Instituts für Tierernährung in Braunschweig

Alle Vorschläge für eine vollwertige Ernährung der landwirtschaftlichen Nutztiere bedürfen der wissenschaftlichen Untermauerung — und zwar von der Planung bis zur praktischen Futterration —, wenn sie nicht auf der Basis primitiver Empirie verharren sollen. Für eine ganze Reihe tierischer Funktionen und Leistungen (z. B. Erhaltung, Arbeitsleistung und Fettansatz) bestehen grundlegende Untersuchungen, und zwar sowohl über den Energieumsatz, als auch die besonderen stofflichen Bedürfnisse. Dagegen finden sich noch erhebliche Lücken hinsichtlich des tierischen Bedarfs bei Wachstum, Fortpflanzung und gewissen, damit zusammenhängenden Funktionen. So ist insbesondere der Stoffwechsel der Milchkühe bisher nicht genügend erforscht, da infolge der außerordentlichen prinzipiellen und technischen Schwierigkeiten es bisher nur an vereinzelten Stellen zu ernährungsphysiologischen Untersuchungen dieser Art gekommen ist. Zwar sind durch die grundlegenden, nun schon fast klassischen Arbeiten von MÖLLGAARD die Verhältnisse hinsichtlich des Energiebedarfs weitgehend geklärt worden, und die Arbeiten von FORBES und Mitarbeitern sowie einiger anderer Autoren haben Beiträge für die Erkenntnis des Bedarfs an strukturellen Elementen geliefert, aber diese Untersuchungen bezogen sich ausschließlich auf Tiere von geringer bis durchschnittlicher Leistung. MÖLLGAARDs Untersuchungen beschränkten sich aus prinzipiellen Gründen sogar auf nichtträchtige Tiere.

Die Entwicklung der neuzeitlichen Milchviehhaltung hat aber eine ständige Leistungssteigerung mit sich gebracht, so daß das Interesse heute vorwiegend bei den Hochleistungskühen liegt, d. h. solchen Tieren, die wesentlich mehr produzieren, als die bisher üblichen 10—15 kg Milch täglich.

Sowohl für den Ernährungsphysiologen, als auch für den wissenschaftlichen Fütterungstechniker und letzten Endes auch für den Berater des praktischen Landwirtes wäre es von außerordentlichem Wert, z. B. folgende Fragen auf Grund spezieller Untersuchungen beantworten zu können: — 1. Wie verhalten sich die Anforderungen an Nährstoffmenge, Nährstoffverhältnis und Gehalt an speziellen Strukturelementen in der Futterration bei Leistungen von

20 kg oder von 30 kg Milch täglich und mehr gegenüber der Durchschnittsleistung? 2. Ist es möglich, Hochleistungstiere in einem wesentlichen Teil der Laktationszeit im Ernährungsgleichgewicht zu halten? 3. Ist es ferner möglich, durch planmäßige reichliche Fütterung während der Trockenzeit dem Körper des Tieres Reserven für besonders gute Leistungen in der Zeit der Laktation einzuverleiben? 4. Welche Verwertung hat eine solche Kuh für die

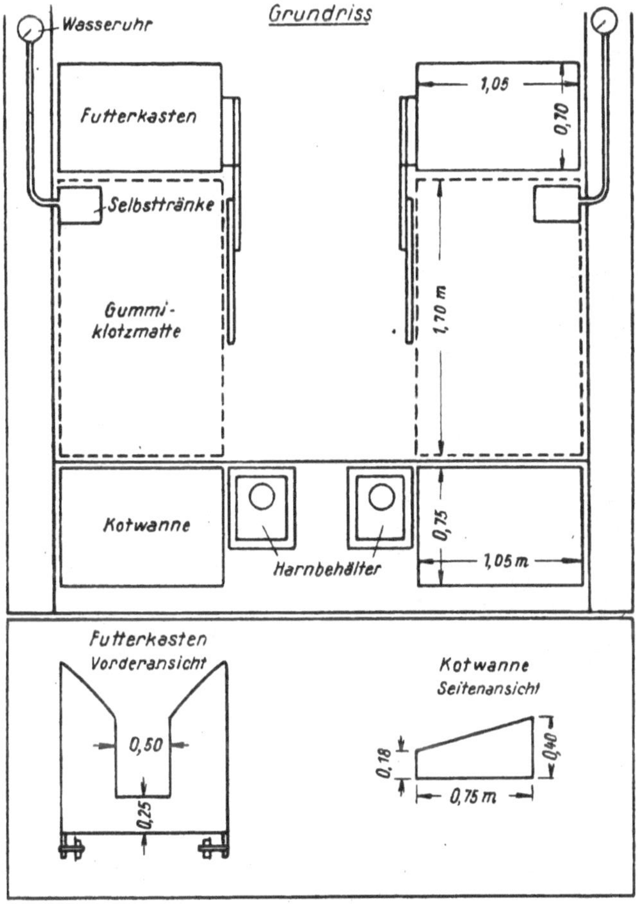

Abb. 1

Mineralstoffe des Grundfutters und der unerläßlichen mineralischen Beifütterung in den verschiedenen Laktationsstadien? 5. Wie reagieren Hochleistungstiere auf ungünstige Grundfutterverhältnisse, und auf welche Weise lassen sich die dadurch bedingten Mängel ausgleichen?

Diese Beispiele, die leicht noch an Zahl vermehrt werden könnten, zeigen deutlich, welche Probleme noch der Bearbeitung harren. Aus solchen Erwägungen heraus wurde schon bald nach der Gründung unserer Forschungsanstalt der Plan gefaßt, eine Möglichkeit zur Bearbeitung derartiger Fragen durch die Einrichtung eines Stoffwechselstandes für Milchkühe zu schaffen. Da die zur Verfügung stehenden Mittel nur eine allmähliche Entwicklung gestatteten, wurden die auf Grund dieser Initiative zunächst gebauten beiden Stoffwechselstände so eingerichtet, daß mit ihnen einfache Bilanzversuche durchgeführt werden können. Diese erlauben die Bestimmung des Gehalts an verdaulichen Nährstoffen im Futter, die Ermittlung der N-Bilanzen und die Bearbeitung des Stoffwechsels der mineralischen Elemente.

Die Konstruktion der Apparaturen und der Versuchsstände in technischer Beziehung lehnt sich im allgemeinen an schon bekannte derartige Einrichtungen an, insbesondere an den Stoffwechselstand für Milchkühe von MÖLL-

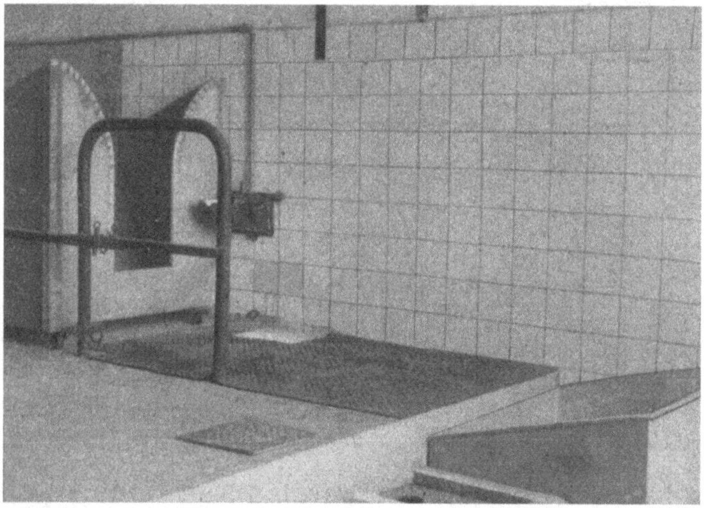

Abb. 2

GAARD in Kopenhagen, allerdings ohne Respirationskammer. Nach der Inbetriebnahme und ersten Erprobung der Versuchsstände wurden dieselben noch in mancher Hinsicht erweitert und verbessert, so daß sich eine genaue Beschreibung wohl rechtfertigt. Die Einzelheiten in der Ausgestaltung sind am besten aus der Konstruktionsskizze (Abb. 1) und den photographischen Aufnahmen (Abb. 2—4) zu ersehen. Wir können uns daher auf eine kurze Beschreibung grundsätzlicher Art beschränken. Die Tiere stehen, durch Ketten gehalten (Abb. 3), die an in den Boden eingelassenen Ringen befestigt sind, in einem Kurzstand, der den Kühen zwar ein bequemes Hinlegen und Aufstehen gestattet, aber nicht wesentlich weiter ist, damit keine allzu große Bewegungsfreiheit Sitz und Funktion der Geschirre und Apparate beeinträchtigt. Die Futterbehälter haben die Form rechteckiger Holzkasten und sind im ganzen Innenraum mit Aluminiumblech ausgeschlagen. Sie sind fahrbar und mit regelbaren Abständen festzustellen, um die Länge des Standes etwas zu variieren, je nachdem die Größe der Versuchstiere dies erfordert. Die Vorderwand ist in passender Form (Abb. 2) ausgeschnitten, die Hinterwand läßt sich zur oberen Hälfte zurückklappen. Die Tiere selbst stehen ohne Streu auf profilierten Gummimatten, wie sie etwa als Bodenbelag bei größeren Kraftfahrzeugen, Omnibussen und dgl. üblich sind. Die Versorgung mit Wasser erfolgt aus Selbsttränken, und zwar Apparaturen mit raumsparenden Tränkbecken, um die Bequemlichkeit der Tiere und den verfügbaren Platz im Stand nicht ein-

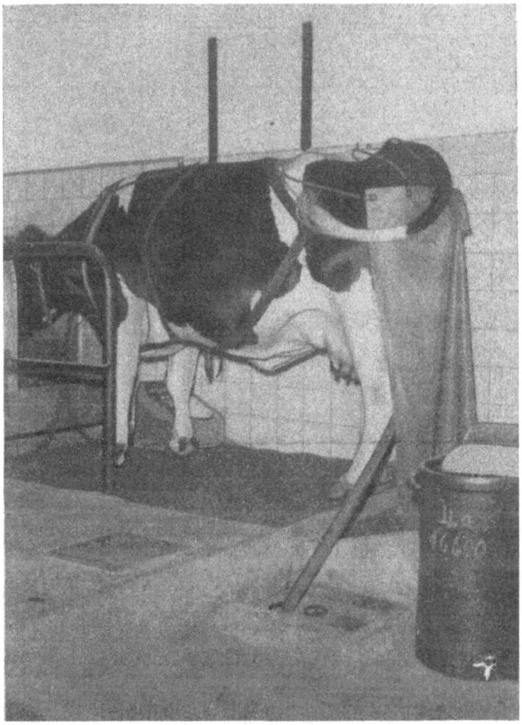

Abb. 3

zuschränken. Jedes Tränkbecken ist mit einem Wassermesser versehen, um den durchschnittlichen täglichen Wasserverbrauch genau feststellen zu können, u. U. auch um die Möglichkeit für spezielle Untersuchungen des Wasserhaushalts wahrzunehmen. Um die Bedingungen für alle Tiere und alle Zeiten möglichst gleich zu halten, erfolgt das Melken nicht von Hand, sondern durch eine fest angebrachte Maschinenmelkanlage. Die Zusammenstellung der Futterrationen und die Durchführung der Fütterung erfolgen mit den gleichen Maßnahmen, wie sie auch bei der Anstellung genauer Stoffwechseluntersuchungen mit anderen Tierarten erforderlich sind. Futterreste lassen sich bei Versuchen an Kühen nicht vermeiden, da eine knappe Bemessung der Ration unmöglich ist.

Man muß mit größter Sorgfalt bei der Versuchsvorbereitung die Futterration so gestalten, daß die Menge der Futterreste klein und gleichmäßig bleibt. Dann ist es möglich, sie zu sammeln, zu analysieren und bei der Auswertung zu berücksichtigen. Zum Auffangen der Stoffwechselendprodukte Kot und Harn tragen die Versuchstiere ein Geschirr aus breiten, zum Teil gepolsterten Lederriemen, das der Größe der Tiere gut angepaßt sein muß, damit gleichmäßiger und zuverlässiger Sitz ohne Druck und sonstige Beschädigungen gewährleistet

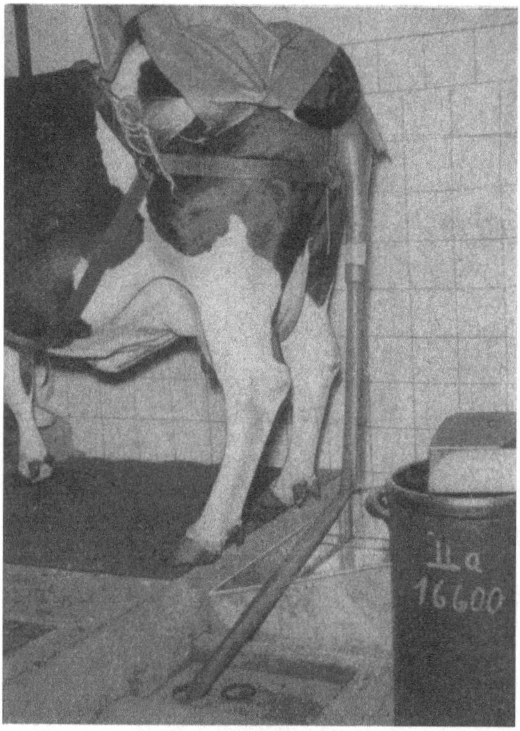

Abb. 4

ist. Die genaue Ausführung dieses Geschirrs ist am besten aus den Abb. 3 u. 4 zu ersehen. Das Auffangen des Harns, das bei der Kuh, wie bei allen weiblichen Tieren, wesentlich schwieriger ist als bei Hammeln und Ochsen, erfolgt durch einen, nach dem Vorbild von MÖLLGAARD ganz aus Gummi hergestellten Harntrichter (Urinal), der durch einen aus Lederriemen bestehenden Ring fixiert ist. Dieser Harntrichter sitzt ohne Druck, aber doch gut anschließend dem Körper der Kuh auf, was durch einen mit Luft aufgeblasenen ca. 3 cm weiten Gummischlauch am Außenrand des Trichters bewirkt wird. Die Polsterung und Abschließung durch diesen Luftschlauch haben sich als besonders wertvoll erwiesen, um einesteils Harnverluste, anderenteils das Eindringen von

Verunreinigungen in den Harn zu vermeiden. Das Auffangen des Harns erfolgt durch Ableitung vom Urinal mittels kräftiger, aus sehr gutem Gummi gefertigter Schläuche (⌀ ~ 5 cm), die in einen am hinteren Ende etwas seitwärts aufgestellten Auffangbehälter führen, der im Boden eingelassen ist (Abb. 3 u. 4). Eine Unterkellerung des Versuchsstandes wäre zweifellos von Vorteil gewesen, jedoch läßt sich auch mit der vorgesehenen Auffangvorrichtung in durchaus zufriedenstellender Weise arbeiten. Am oberen Teil des Harntrichters ist eine kräftige, ca. 3 mm starke, aus reinem Gummi bestehende Fläche (15 cm × 30 cm) befestigt, die bei der Kotentleerung den Harntrichter abdeckt und den Kot über denselben ableitet. Unter dieser Gummifläche, aber ebenfalls über dem Harntrichter, liegt eine hinten und an den Seiten der Kuh befestigte Gummischürze in Form einer großen (70 cm × 140 cm) Fläche aus stark gummiertem und mit Gummi überzogenem Gewebe. Diese „Schürze" dient dazu, den austretenden Kot in ein Auffanggefäß zu führen, das in der ganzen Breite des Versuchsstandes am hinteren Ende desselben aufgestellt ist. Das Auffanggefäß bestand bei uns aus einer aus massivem, kräftigen Aluminiumblech geschweißten Wanne. Es erwies sich als am besten und für die Sauberkeit des Versuchsbetriebes vorteilhaftesten, wenn der Kot der Tiere direkt beim Absetzen mit einer Schaufel aufgefangen wurde, bevor er herunterfällt. Die Erfahrungen mit diesem Modus waren wesentlich besser als andere Möglichkeiten, z. B. den Kot von Zeit zu Zeit aus der Auffangwanne zu entnehmen oder (wie z. B. bei einer Konstruktion der englischen Forschungsanstalt in Reading) ihn in einem *Beutel*, der etwa die Stelle unserer Kotschürze einnimmt, zunächst zu sammeln und diesen von Zeit zu Zeit zu entleeren. Der gesamte *Tageskot* wird in einem zylindrischen Behälter aus glasiertem Steinzeug mit 50 Liter Fassungsvermögen gesammelt, gewogen — was auf einer guten Dezimalwaage bis auf 10 g genau geschehen kann —, und mit einem besonders hergestellten Rührer nach dem Wiegen sorgfältig durchgemischt. Ein Fünfzigstel der Tagesmenge wird als Analysenprobe in eine kräftige dickwandige Glasschale eingewogen und sofort bei 70—75° im Trockenschrank getrocknet.

Vergleichsanalysen mit täglicher Bestimmung des Stickstoffgehaltes im frischen Kot gegenüber diesem Verfahren ergaben, daß bei einer unverzüglichen Trocknung keine Verluste an Stickstoffsubstanz eintreten, die über die Fehlergrenze hinausgehen. Die lufttrocknen Tageskotproben wurden dann zurückgewogen, vereinigt, sorgfältig und gleichmäßig fein gemahlen und analysiert.

Die gesamte *Tagesharnmenge* wurde gleichfalls gewogen und darauf nach sorgfältiger Durchmischung eine Einzeltagesprobe von jeweils einem Liter entnommen. Nach Prüfung des spezifischen Gewichts wurde das Harnvolumen berechnet und den für die Analysen verwendeten Mengen zugrunde gelegt. Die Gewinnung von *Sammelproben* der gesamten *Versuchsperiode* erfolgte in der Weise, daß täglich je ein aliquoter Teil der Harnmenge in zwei Meßkolben von je 1 Liter (oder 2) Inhalt eingebracht wurde. Die für die *N-Bestimmung* vorgesehene Probe erhielt einen Zusatz von konzentrierter Schwefelsäure, die zur Mineralstoffbestimmung einen solchen von konzentrierter Salpetersäure in ausreichender Menge. Nach Abschluß der Versuchsperiode wurden diese Meßkolben mit doppelt destilliertem Wasser zur Marke aufgefüllt. In gleicher Weise wurden die Einzel- und Sammelproben der *Milch* der Versuchsküke gewonnen und vorbereitet. Infolge der großen Mengen, die sowohl an Futtermitteln als auch an Stoffwechselendprodukten bei Kühen anfallen, ist die Exaktheit der Versuche meistens besser, als bei solchen mit kleineren Tieren, und die Genauigkeit der Verdauungswerte, Stoffwechselbilanzen usw. wird oft nur durch die Fehlergrenze der analytischen Methodik beschränkt.

Zur Durchführung selbst ist zu sagen, daß Versuche an Milchkühen wesentlich diffiziler sind als mit anderen Tieren. Dies hat zunächst technische Gründe. Das Funktionieren der Versuchsstände, Geschirre und Apparaturen bedarf einer sorgfältigen Erprobung und Erfahrung, die sich erst nach einer gewissen Zeit der Beschäftigung einstellt; insbesondere müssen die Geschirre und Vorrichtungen zur Trennung von Harn und Kot den Tieren sorgfältig angepaßt werden. Außerdem muß erprobt werden, daß sie auch während einer längeren Versuchsperiode ihren Dienst einwandfrei erfüllen.

Die Bewegungen der sehr schweren kräftigen Tiere, insbesondere das Aufstehen und Hinlegen, bringen oft unvermeidbare Veränderungen im Sitz des Geschirrs mit sich, die durch genauestes Anpassen und Zurechtrücken korrigiert werden müssen. Es hat sich deshalb am besten bewährt, die Tiere während der eigentlichen Versuchsperiode unter regelmäßiger ständiger Aufsicht zu halten. Dies ist auch dann von Vorteil, wenn der technische Apparat sich nach Durchführung einer Reihe von Einzelversuchen gut eingespielt hat. Unglückliche Zufälle im Verhalten der Tiere, die unter Umständen nur Kleinigkeiten darstellen, aber einer sofortigen Korrektur bedürfen, können nur durch eine solche Aufsicht vermieden werden.

Die zweite, erheblich größere Schwierigkeit liegt in der Eignung der Tiere für Stoffwechselversuche. Es ist jedenfalls ratsam — aus einem nicht zu kleinen Bestand nach Alter und Leistung passender — Tiere besonders ruhige und für die Versuche geeignete Exemplare auszuwählen. Auch diese bedürfen einer langfristigen, allmählichen und schonenden Vorbereitung auf den Versuchsbetrieb. Dies gilt besonders für die erstmalige Durchführung von Versuchen, während man in späteren Versuchsperioden jeweils eine erprobte und erfahrene Kuh mit einer neu zu gewöhnenden zusammen einstellen kann.

Es ist erforderlich, schon lange vor Versuchsbeginn die Tiere in der gewohnten Umgebung ihres Aufenthaltsstalles an alle mit dem Versuch verbundenen Momente näher zu gewöhnen, das Tragen des Geschirrs, das harte und ohne Streu eingerichtete Lager und selbstverständlich auch der Gebrauch von Selbsttränke und Melkmaschine. Die Gewöhnung erfolgt schrittweise und allmählich und kann unter Umständen drei Wochen und mehr Zeit in Anspruch nehmen. Insbesondere die Fähigkeit der Kühe, sich regelmäßig und gut in dem verhältnismäßig engen Kurzstand niederzulegen und danach wieder aufstehen zu können, muß vorher sorgfältig eingeübt sein, weil davon das Wohlbefinden der Kühe und die einwandfreie Durchführung der Versuche weitgehend abhängt. Andererseits hat es sich erfreulicherweise gezeigt, daß dann die Tiere im Versuchsstand die einschneidende Veränderung in ihren Haltungsbedingungen ohne wesentliche Beeinträchtigung ihres Wohlbefindens hinnehmen, die eigentliche Versuchsperiode (mindestens 10 Tage) relativ gut durchhalten und während der Laktation die durchschnittliche Milchleistung auch im Verlauf des Versuchs einhalten. Auf die wesentliche Bedeutung des letzten Punktes ist hinzuweisen.

Wie aus den in den späteren Mitteilungen aufgeführten eingehenden Versuchsberichten ersichtlich sein wird, wurden die Versuche meist so angelegt, daß in eine langfristige gleichmäßige Fütterung jeweils Analysenperioden von 10 Tagen im Stoffwechselstand eingeschaltet wurden. Vereinzelt wurden auch spezielle Versuche mit ausgewählten Futterrationen eingelegt, bei denen dann eine Vorfütterungszeit von ca. 14 Tagen im Aufenthaltsstall, der aber gleichfalls Einzelstände besitzt, vor der Analysenperiode eingehalten wird.

Es hat sich als angängig erwiesen, jede Kuh etwa alle 2 Monate einmal in einem Bilanzversuch einzusetzen, so daß sie im Verlauf eines Jahres 5—6 derartige Versuchsperioden durchmacht. Besondere Sorgfalt in Bezug auf Vorbereitung und Haltung der Tiere wurde anläßlich solcher Versuchsperioden angewandt, die in das Ende der Trockenzeit fielen. In diesem Stadium der hohen Trächtigkeit sind die Kühe naturgemäß sehr empfindlich, auch schwerfällig, während andererseits der Fortfall des Melkens eine gewisse Vereinfachung bedeutet. Es ist uns gelungen, Stoffwechsel- und Bilanzversuche noch bis zu einem Zeitpunkt, der 2—3 Wochen vor dem Kalben lag, auszuführen. Die dabei gewonnenen Resultate sind nicht nur für die praktische Fütterung, sondern auch hinsichtlich grundsätzlicher Fragen von erheblichem Interesse.

Zusammenfassung

Es wird eine neue Anlage für Stoffwechselversuche an Milchkühen mit allen Einzelheiten der Einrichtung beschrieben, die sich in ausgedehnten Versuchen über den Ernährungshaushalt von Milchkühen mit hoher Leistung bewährt hat.

Aus dem Max-Planck-Institut für Tierzucht und Tierernährung Mariensee/Trenthorst
(Direktor: Prof. Dr. MAX WITT)

M. WITT

VERSUCHE ÜBER DIE ZUFÜTTERUNG VON TROCKENSCHNITZELN AUF DER WEIDE

Die Frage der Zweckmäßigkeit der Zufütterung von Trockenschnitzeln auf der Weide an Milchvieh ist in den letzten Jahren eingehend erörtert worden. Man kann durch dieses Zufutter die Weide strecken und damit die Besatzdichte und Besatzstärke erhöhen, sowie das von der Weide gelieferte Eiweiß physiologisch zu einer besseren Verwertung bringen. Außerdem sieht man zuweilen darin ein Mittel, die Grastetanie zu vermeiden und verspricht sich davon auch einen günstigen Einfluß auf den Fettgehalt der Milch, insbesondere in den ersten Wochen des Weideganges. Um zur Beantwortung dieser auch für die große Praxis so bedeutsamen Frage weitere Unterlagen zu beschaffen, führte das Institut einige Versuche in den beiden Versuchswirtschaften Mariensee und Mecklenhorst im Jahre 1951 durch. Die dazu erforderlichen Geldbeträge wurden im wesentlichen den von dem Herrn Niedersächsischen Minister für Ernährung, Landwirtschaft und Forsten-Hannover dem Institut zur Verfügung gestellten ERP-Gegenwertmitteln entnommen.

I. Versuchsanordnung

a) Mariensee

Zunächst wurden in dem Versuchsbetriebe Mariensee *zwei Gruppen* zu je 7 Tieren aufgestellt. Dies geschah in der Weise, daß jeweils zwei Kühe, die sich im Alter, Gewicht, Laktationsstadium, in der Leistung in Milchmenge und im Fettgehalt der Milch usw. weitgehend glichen, ausgesucht und nach den Zufallsgesetzen auf die beiden Gruppen verteilt wurden. So war deren Gleichwertigkeit weitgehend sichergestellt. Bei sämtlichen Kühen wurden die Milchmenge und der Fettgehalt der Milch täglich ermittelt. Das Gewicht wurde in zehntägigen Abständen festgestellt. Die Durchschnittsleistungen der letzten 3 Wochen im Stall, die der Zusammenstellung der beiden Gruppen zugrunde gelegt wurden, beliefen sich in Gruppe 1 auf 26,28 kg Milch mit 4,01% Fett, in der Gruppe 2 auf 25,35 kg Milch mit 3,98% Fett. Diese kleine Überlegenheit der Gruppe 1 in der Milchmenge hielt sich während der ganzen Weidezeit (Abb. 1).

Beide Gruppen wurden dann in einen *Periodenversuch* genommen, bei dem jede Periode 21 Tage umfaßte. Insgesamt wurde der Versuch über *6 Perioden* durchgeführt.

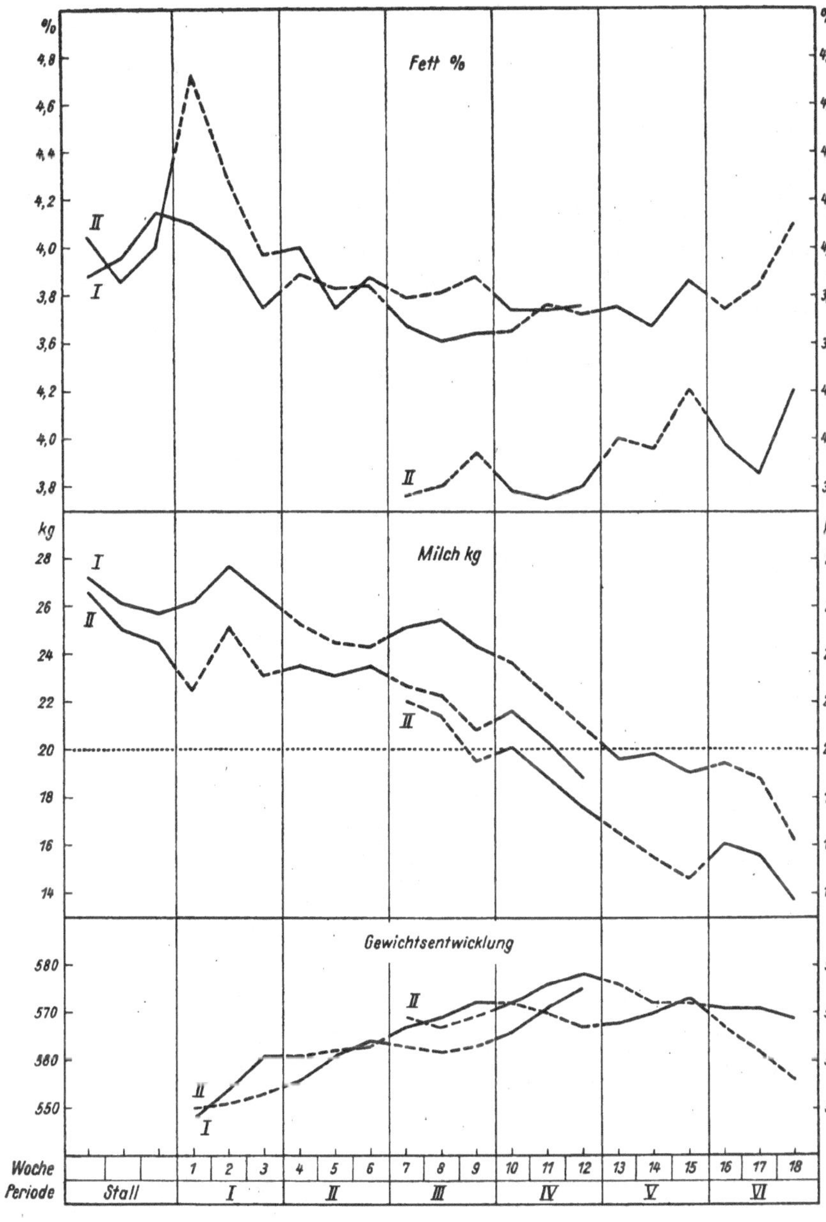

Abb. 1

In der ersten Periode, die mit dem ersten Weidetag begann, erhielt die Gruppe 1 ein Zufutter, die Gruppe 2 nicht. Mit Beginn der zweiten Periode trat von einem Tag zum andern ein Wechsel ein. Die Gruppe 1 blieb ohne Zufutter, während die Gruppe 2 dieses jetzt erhielt. In der dritten Periode trat abermals eine Umstellung ein, die sich bis zur sechsten Periode entsprechend wiederholte. So wurde jeder Gruppe von Periode zu Periode Zufutter vorgelegt oder entzogen. Dieses bestand für Kühe mit einer Tagesleistung um 20 kg Milch und darüber aus 3 kg Trockenschnitzeln, bei den anderen Kühen aus 2 kg. Diese Mengen wurden jedem Tier in einer Tagesration mit Hilfe von Futterbeuteln individuell verabreicht. Die Kühe weideten ganztägig auf neuzeitlich bewirtschafteten Umtriebsweiden, die eine Gabe an künstlichen Düngemitteln bis 120 kg Stickstoff, 90 kg Phosphorsäure und 120 kg Kali erhalten hatten.

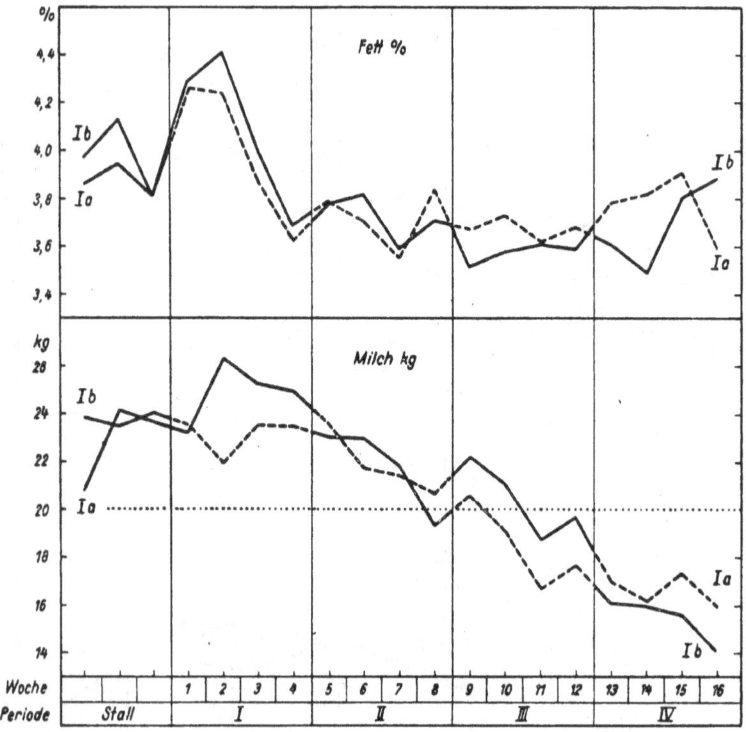

Abb. 2

Der Versuch verlief an sich ohne wesentliche Störung. In der 5. u. 6. Periode befanden sich in der zweiten Gruppe 2 Tiere, die infolge einer nicht sehr schweren Erkrankung vorübergehend in der Milch nachließen. In der Gruppe 1 war dies bei einem Tier der Fall. Diese blieben bei der statistischen Auswertung unberücksichtigt. Bei der in der Abb. 1 wiedergegebenen kurvenmäßigen

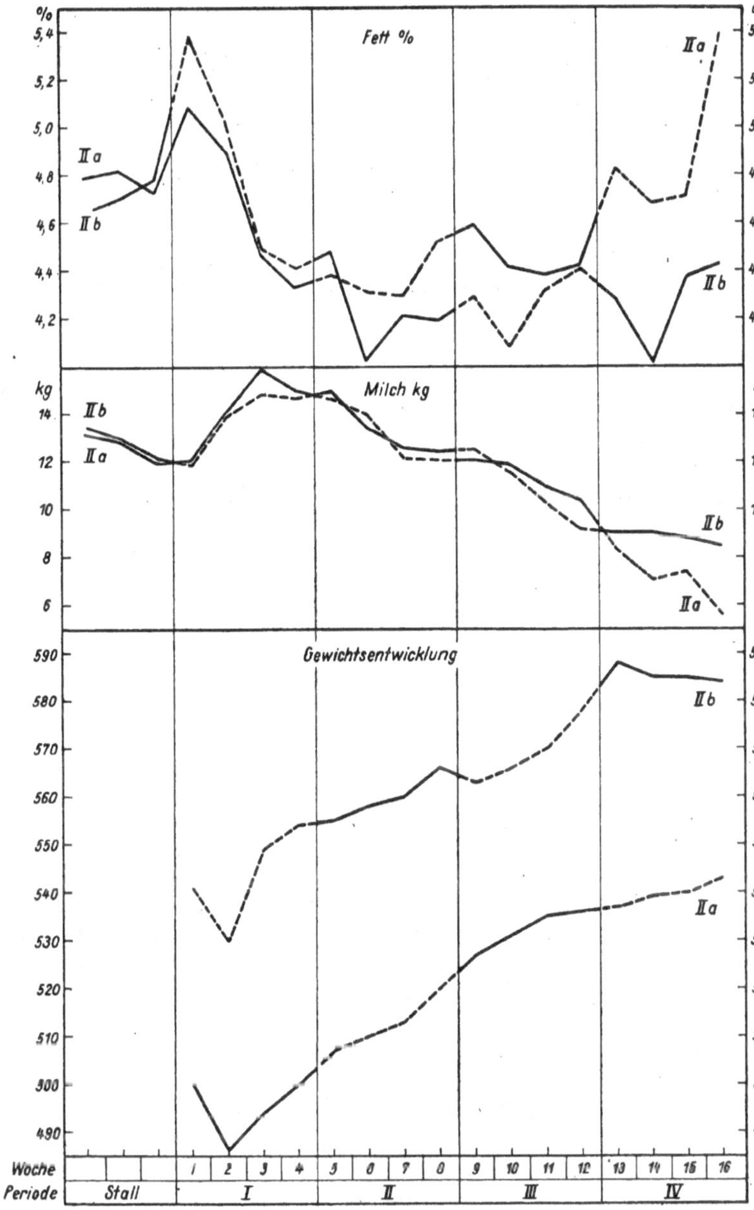
Fett %
Milch kg
Gewichtsentwicklung
IIa
IIb
Woche
Periode
Stall
I
II
III
IV

Abb. 3

Darstellung wurde dies dadurch berücksichtigt, daß in der Gruppe 2 zunächst bis zur 4. Periode die Durchschnittsleistungen der 7 Tiere berechnet wurden. Mit einer weiteren Rechnung wurden dann für die 3. bis 6. Periode von den restlichen 5 Tieren die Durchschnittsleistungen ermittelt und diese Ergebnisse für die kurvenmäßige Darstellung verwendet. Es war dann zur besseren Veranschaulichung der Zusammenhänge zweckmäßig, nicht den Durchschnitt der täglichen Milchkontrolle *, sondern den aus den Tagesergebnissen ermittelten wöchentlichen Durchschnitt für die kurvenmäßige Darstellung zu verwenden.

b) Mecklenhorst

Für den Versuch in Mecklenhorst standen 20 Kühe zur Verfügung. Da deren Milchleistung recht unterschiedlich war, wurden daraus die Gruppe 1 mit 10 Tieren, die höhere Leistungen hatten, und die Gruppe 2 mit 10 Tieren mit geringeren Leistungen zusammengestellt. Die Gruppe 1 weidete mit den anderen Hochleistungskühen vorweg, während die Gruppe 2 mit den anderen Kühen, die weniger Milch gaben, hinterherkam. Jede dieser beiden Gruppen wurde wieder auf zwei in Milchleistung, Alter usw. gleichwertige Gruppen unterteilt (Abb. 2 u. 3). Die Durchschnittsleistungen dieser *4 Gruppen* in den letzten drei Wochen vor dem Austrieb sind in der folgenden Tabelle 1 wiedergegeben.

Tabelle 1. *Durchschnittsleistungen der 4 Gruppen in Mecklenhorst vor dem Austrieb*

	Milch kg	Fett %	Fett g
1. Gruppe 1 a	22,86	3,87	885
2. Gruppe 1 b	23,79	3,97	944
3. Gruppe 2 a	12,64	4,78	604
4. Gruppe 2 b	12,84	4,71	604

In den letzten beiden Gruppen, die sich durch einen so besonders hohen Fettgehalt auszeichneten, waren einige Jersey-Kreuzungen enthalten. Die Periode umfaßte in Mecklenhorst nicht 21, sondern 30 Tage. Das Zufutter bestand für sämtliche Kühe aus 2 kg Trockenschnitzeln, die ebenfalls in Futterbeuteln verabreicht wurden. Aber auch sonst wurde der Versuch so durchgeführt, wie es in Mariensee geschah. Vor allem wurde das Zufutter in den aufeinanderfolgenden Perioden von einem Tag zum andern ausgetauscht. Der Versuch verlief völlig störungsfrei.

II. Versuchsergebnisse in Mariensee

a) Kurvenmäßige Darstellung

In der Abbildung 1 ist aus der kurvenmäßigen Darstellung zu entnehmen, wie sich im Verlauf der Weidezeit über die einzelnen Perioden hin die Durchschnittsleistungen der *zwei Gruppen* mit und ohne Zufutter im Fettgehalt der Milch und in der Milchmenge entwickelten und wie sich die Kühe im Lebendgewicht verhielten.

* Die Unterlagen darüber können jederzeit im Institut eingesehen werden.

In erster Linie interessiert der Einfluß des Zufutters auf den Fettgehalt der Milch. Dabei fällt zunächst der unwahrscheinlich hohe Fettgehalt auf, den die Gruppe 2, die kein Zufutter erhielt, im Durchschnitt in der ersten Woche auf der Weide aufzuweisen hatte. Dieser belief sich in der ersten Woche auf 4,73%, und zwar bei der hohen durchschnittlichen Mengenleistung von 22,51 kg Milch. Im Stall hatte diese Gruppe im Durchschnitt der letzten Woche einen Fettgehalt von 4,01% mit einer Mengenleistung von 24,49 kg gehabt. Es trat also eine Steigerung im Fettgehalt der Milch im Durchschnitt der ersten Weidewoche um 0,72% ein. Als Beispiel dafür, wie unruhig sich die Leistung in den ersten Wochen des Weideganges entwickeln kann, seien die Ergebnisse der täglichen Milchkontrolle der Kuh „Angel" angeführt, die übrigens kurz vorher einen an den Ostfriesischen Kühen durchgeführten 365 tägigen Leistungsversuch abgeschlossen hatte. Dieses Tier hatte in den ersten 7 Weidetagen:

Milch kg	Fett %
24,6	3,0
21,0	5,8
21,9	6,1
24,8	7,2
25,8	6,4
26,7	4,1
27,6	7,6

In der zweiten Woche sank der durchschnittliche Fettgehalt der Milch dieser Gruppe auf 4,29%. In der dritten Woche auf 3,97%, und damit war ungefähr der Stand der letzten Stallwochen erreicht. Der niedrigste Fettgehalt der Milch dieser Gruppe im Verlauf der Weideperiode war in der 10. und 11. Woche mit 3,74% vorhanden, als die Tiere Zufutter erhielten.

Bei der Gruppe 1, die zunächst das Zufutter erhielt, trat keine Erhöhung des Fettgehaltes der Milch durch das erste Weidefutter ein, sondern sogar eine kleine Verringerung. Dieser fiel in der ersten Weidewoche um 0,05% auf 4,10%, in der 2. und 3. Weidewoche belief er sich auf 3,99% und 3,75%. Ob dieses Verhalten des Fettgehaltes auf die Trockenschnitzelbeigabe zurückzuführen ist, läßt sich schwerlich sagen, zumal sich bei den unten wiedergegebenen Versuchen in Mecklenhorst in beiden Fällen kein deutlicher Unterschied zwischen den Gruppen mit und ohne Zufutter ergab.

Bei dieser Gruppe 1 erreichte der Fettgehalt seinen tiefsten Stand mit 3,61% in der 8. Woche und lag dann um 0,54% unter dem Durchschnitt der letzten Stallwoche. In dieser Zeit erhielt auch diese Gruppe Zufutter. Wenn man untersucht, ob und wie der Fettgehalt der Milch in der gleichen Gruppe in den aufeinanderfolgenden Perioden durch das Zufutter beeinflußt wurde, erscheint es zweckmäßig, die erste Periode, die durch den spezifischen Einfluß der ersten Weide aus dem Rahmen fällt, fortzulassen. Der Vergleich der beiden Gruppen *in* dieser ersten Periode zeigt, daß die Zufütterung keine Steigerung des Fettgehaltes gegenüber der Gruppe ohne Zufutter zu bewirken vermochte.

Man kann dann bei der *Gruppe 1* den Einfluß des Zufutters dadurch erfassen, daß man den Durchschnittsertrag der Perioden 2 und 4, in denen die Tiere kein Zufutter erhielten, mit dem Ertrag der 3. Periode vergleicht, in der zugefüttert wurde. Dann ergibt sich das folgende Bild:

	Milch kg	Fett %	Fett g
ohne Zufutter Periode 2:	24,68	3,86	952
ohne Zufutter Periode 4:	22,22	3,71	824
	46,90		1776
ohne Zufutter Mittel:	23,45	3,79	888
mit Zufutter Periode 3:	24,93	3,64	907
mit Zufutter	+ 1,48	— 0,15	+ 19

Danach ergibt sich durch das Zufutter eine Erhöhung der durchschnittlichen Milchleistung um 1,48 kg. Der Fettgehalt aber wurde dadurch nicht gesteigert, sondern er verminderte sich um 0,15%. Dieses geringe Absinken des Fettgehaltes kann man auch recht deutlich aus der kurvenmäßigen Darstellung (Abb. 1) ablesen. Vergleicht man bei dieser Gruppe die Perioden 3 und 5, in denen zugefüttert wurde, mit der Periode 4 ohne Zufutter, dann haben die Kühe mit Zufutter im Durchschnitt 0,02 kg Milch und 0,02% Fett weniger gegeben. Für die 4. bis 6. Periode ergibt sich beim Zufüttern in der Milchmenge eine Minderung um 0,72 kg und beim Fettgehalt um 0,03%.

In der *zweiten Gruppe* kann man zunächst die Perioden 2 und 4, in denen Zufutter gegeben wurde, mit der Periode 3 ohne Zufutter vergleichen. Dann ergibt sich die folgende Gegenüberstellung:

	Milch kg	Fett %	Fett g
mit Zufutter Periode 2:	23,37	3,87	906
mit Zufutter Periode 4:	20,27	3,74	759
	43,64		1665
mit Zufutter Mittel:	21,82	3,81	832
ohne Zufutter Periode 3:	21,95	3,82	840
mit Zufutter	— 0,13	— 0,01	— 8

Wenn man die auf 5 Tiere umgerechneten Zahlen der Perioden 3—6 mit heranzieht, zeigt sich beim Vergleich der 3. und 5. Periode ohne Zufutter mit der 4. Periode, daß die Kühe mit Zufutter im Durchschnitt 0,63 kg Milch mehr und 0,15% Fett weniger gegeben haben. Für die 4. bis 6. Periode ergibt sich durch das Zufutter in der Milchleistung eine Steigerung von 1,47 kg und beim Fettgehalt eine Minderung von 0,18%.

b) Statistische Sicherung der Ergebnisse in Mariensee

Die statistische Auswertung* erfolgte nach einer Methode, die von A. E. BRANDT („Jowa Agricultural Experiment Station Research Bulletin 234 (1938)" entwickelt wurde. Danach läßt sich hochgesichert nachweisen, daß die Trockenschnitzelzufütterung eine Erhöhung der täglichen Milchleistung ** zur Folge hatte ($P < 0{,}1\,\%$). Dagegen bewirkte die Zufütterung eine kleine Verringerung des Fettgehaltes *** der Milch. Auch dieses Ergebnis ist gesichert ($P < 5\,\%$).

c) Gewichtsentwicklung

Gewichtsveränderungen bei Kühen in kurzen Zeitabständen festzustellen, ist immer recht schwierig, weil bei den einzelnen Wägungen große Schwankungen infolge ungleichmäßiger Füllung des Verdauungskanals möglich sind. Man kann nur Entwicklungstendenzen verfolgen. Aber auch diese sind aufschlußreich. Man kann aus den ermittelten Gewichten und nach der kurvenmäßigen Darstellung (Abb. 1) bei der Gruppe 1 eine steigende Tendenz bis zur 5. Periode und bei der Gruppe 2 bis zur 4. Periode beobachten. Es scheint dann so, als ob die Tiere in den Perioden mit Zufutter etwas mehr an Gewicht zunehmen. Diese möglicherweise vorhandene Zunahme aber belief sich dann nur auf etwa 3 kg in der Woche.

III. Versuchsergebnisse in Mecklenhorst

a) Kurvenmäßige Darstellung

Auch bei diesem Versuch ergeben die kurvenmäßigen Darstellungen, die in den Abbildungen 2 und 3 wiedergegeben sind, schon sehr interessante Aufschlüsse.

Überprüft man zunächst wieder den Fettgehalt, so zeigt sich bei den beiden *Gruppen 1 a und 1 b* (Abb. 2), die die hohen Tagesleistungen aufzuweisen hatten, daß dieser nach dem Austrieb in der ersten Woche erheblich anstieg. Bei der Gruppe 1 a erhöhte er sich vom Durchschnitt der letzten Stallwoche von 3,81% auf 4,29%, also um 0,48%. In der Gruppe 1 b belief sich diese Steigerung auf 0,45%, und zwar von 3,81% auf 4,26%. Im Gegensatz also zu Mariensee bestand zwischen diesen beiden Gruppen mit und ohne Zufutter praktisch kein Unterschied. In beiden Gruppen ging der Fettgehalt dann ziemlich parallel bis zur 4. Woche auf 3,62% bzw. 3,69% zurück, um sich dann während der ganzen Weidezeit etwa auf dieser Höhe zu halten. Aber hinzuweisen wäre noch auf die geringe Überlegenheit der Gruppe 1 a mit Zufutter, in den ersten vier Weidewochen, die sich allerdings nur auf 0,1% belief. Wenn man dann wieder die erste Periode wegen der Sonderwirkung der ersten Weidezeit unberücksichtigt läßt, dann sind bei der *Gruppe 1 a* die Perioden 2 und 4 ohne Zufutter mit der Periode 3 zu vergleichen, in der die Tiere Zufutter erhielten. Das ergibt die folgende Gegenüberstellung:

* Diese führte Dr. DÖRING, der Leiter der statistischen Abteilung des Instituts durch.
** etwa 1 kg Milch.
*** etwa 0,1%.

	Milch kg	Fett %	Fett g
ohne Zufutter Periode 2:	21,84	3,73	814
ohne Zufutter Periode 4:	16,61	3,77	627
	38,45		1441
ohne Zufutter Mittel:	19,22	3,75	720
mit Zufutter Periode 3:	20,42	3,58	730
mit Zufutter:	+ 1,20	— 0,17	+ 10

Die Zufütterung hatte also eine Erhöhung der Milchleistung von etwa 1,20 kg Milch zur Folge, aber wiederum war der Fettgehalt niedriger, und zwar diesmal um 0,17%.

Für die *Gruppe 1 b* ergibt sich die folgende Gegenüberstellung:

	Milch kg	Fett %	Fett g
mit Zufutter Periode 2:	21,81	3,73	813
mit Zufutter Periode 4:	15,46	3,69	571
	37,27		1384
mit Zufutter Mittel:	18,64	3,71	692
ohne Zufutter Periode 3:	18,55	3,68	682
mit Zufutter:	+ 0,09	+ 0,03	+ 10

In der Milchmenge war also praktisch kein Unterschied vorhanden, im Fettgehalt eine unbedeutende Erhöhung von 0,03%.

Bei den beiden *Gruppen 2 a und 2 b* (Abb. 3), die die geringen Durchschnittsleistungen von nur rund 12 kg Milch beim Austrieb aufzuweisen hatten, ist abermals vorerst die außerordentliche Erhöhung des Fettgehaltes in der ersten Weidewoche hervorzuheben. In diesem Falle stieg die Gruppe ohne Zufutter wieder mehr an als die Gruppe mit Zufutter. Allerdings ist dieser Unterschied nicht groß. Bei der Gruppe 2 mit Zufutter steigerte sich der Fettgehalt von 4,73% auf 5,09%, also um 0,36%, in der Gruppe ohne Zufutter von 4,78 auf 5,38%, also um 0,60%. Bei dieser Gruppe zeigte sich in den ersten vier Wochen nach dem Austrieb eine geringe Überlegenheit im Fettgehalt von 0,12% bei den Tieren, die keine Trockenschnitzel erhielten. Der Abfall im Fettgehalt war dann in den ersten vier Wochen in beiden Gruppen praktisch gleich. Das Zufutter machte sich darin nicht bemerkbar. Den niedrigsten Fettgehalt erreichte die *Gruppe 2 a*, die Zufutter erhielt, mit 4,29% am Ende der zweiten Periode in der siebenten Woche. Die *Gruppe 2 b* ohne Zufutter erreichte den niedrigsten Fettgehalt mit 4,02% in der Mitte der zweiten Periode, also 6 Wochen nach dem Austrieb.

Bei der zahlenmäßigen Auswertung bleibt die erste Periode wieder unberücksichtigt. Man muß dann bei der *Gruppe 2 a* die Perioden 2 und 4 ohne Zufutter mit der Periode, in der es Trockenschnitzel gab, vergleichen. Das gibt die folgende Gegenüberstellung:

	Milch kg	Fett %	Fett g
ohne Zufutter Periode 2:	13,23	4,38	579
ohne Zufutter Periode 4:	7,12	4,87	347
	20,35		926
ohne Zufutter Mittel:	10,18	4,55	463
mit Zufutter Periode 3:	11,34	4,45	505
mit Zufutter:	+ 1,16	— 0,10	+ 42

Also auch hier das gleiche Bild, wohl etwas mehr Milch, aber etwas geringerer Fettgehalt.

Bei der *Gruppe 2 b* ergibt sich die folgende Übersicht:

	Milch kg	Fett %	Fett g
mit Zufutter Periode 2	13,35	4,23	565
mit Zufutter Periode 4:	8,84	4,28	378
	22,19		943
mit Zufutter Mittel:	11,10	4,25	471
ohne Zufutter Periode 3:	10,88	4,26	464
mit Zufutter:	+ 0,22	— 0,01	+ 7

Also die gleiche Tendenz, etwas mehr Milch, etwas geringerer Fettgehalt.

Bei der *Milchmenge* ist in diesen Gruppen mit den verhältnismäßig geringen Leistungen auffällig, daß sie verhältnismäßig stark ansteigt und nicht schon in der zweiten Woche, wie es bei den andern Gruppen der Fall ist, sondern erst in der dritten bzw. fünften Woche ihr Maximum erreicht. Die Gruppe 2 a, die Zufutter bekam, erhöhte die Leistung von 11,92 kg im Stall auf 15,89 kg, also um 3,97 kg in der dritten Woche des Weideganges. Bei der Gruppe ohne Zufutter stieg die Milchmenge von 12,14 kg auf 14,98 kg, also um 2,84 kg.

b) Statistische Sicherung der Ergebnisse

Bei der statistischen Auswertung dieser Mecklenhorster Versuche wurden bei allen Perioden die ersten 5 Tage nicht mit in Rechnung gestellt, um störende Einflüsse, die beim Übergang vom Stall zur Weide oder bei den plötzlichen Futterumstellungen vorhanden sein könnten, auszuschließen. Danach ergab sich, daß die Zufütterung in Mecklenhorst ebenfalls die Milchmengenleistung * erhöhte. Diese Zunahme ist statistisch gesichert, und zwar bei den beiden Gruppen 1 a und 1 b mit den höheren Leistungen sehr hoch ($P < 0{,}1\,\%$).

Bei den beiden Gruppen mit den geringen Leistungen war dieser Unterschied aber auch deutlich gesichert ($P < 1\,\%$). Beim Fettgehalt ist ebenfalls nachgewiesen, daß dieser bei dem Zufutter niedriger * lag. Das Ergebnis ist zwar nicht ganz so hoch gesichert ($P < 5\,\%$). Wenn man die beiden Mecklen-

* ebenfalls um etwa 1 kg.

* ebenfalls etwa um 0,10%.

horster Ergebnisse zusammenfaßt, ist für die Verringerung des Fettgehaltes eine noch höhere Sicherung gegeben ($P < 1\%$).

c) *Gewichtsentwicklung*

Beim Gewicht der Gruppen 1 a und 1 b mit der hohen Leistung ist im allgemeinen nach der kurvenmäßigen Darstellung bis zum Ende der dritten Periode eine recht stark steigende Tendenz zu beobachten (Abb. 2). Ein praktisch bedeutsamer Unterschied zwischen den beiden Gruppen mit und ohne Zufutter ist jedoch nicht vorhanden. Vom Ende der dritten Periode ab zeigt sich eine fallende Tendenz. Das wird wahrscheinlich mit dem dann eintretenden Nachlassen des Graswuchses zusammenhängen. Bei den beiden Gruppen mit der geringeren Leistung ist die Gewichtszunahme höher. Auch hält sie bis gegen Ende der 4. Periode an. Das wird wahrscheinlich durch die geringere Leistung bedingt sein. Unterschiede aber, die durch das Zufutter entstanden sein könnten, sind nicht festzustellen.

IV. Besprechung der Versuchsergebnisse

a) *Verhalten des Fettgehaltes der Milch*

aa) Zu Beginn der Weideperiode

Untersucht man nach der kurvenmäßigen Darstellung, wie sich bei allen drei Versuchen der Fettgehalt mit und ohne Zufutter entwickelte, dann fällt zunächst auf, daß bei Weideaustrieb bei 5 von den 6 Gruppen eine recht starke Erhöhung eintrat, die bei der Gruppe 2 in Mariensee (Abb. 1), die kein Zufutter erhielt, mit 0,72% am höchsten war. In der Gruppe 1 in Mariensee war ein geringer Abfall von 0,05% zu beobachten. Der Höhepunkt im Fettgehalt wurde bei allen Gruppen in der ersten Woche nach dem Austrieb erreicht, mit Ausnahme der Gruppe 1 a in Mecklenhorst, die in der zweiten Woche im Fettgehalt am höchsten kam. Danach ging dieser von Woche zu Woche langsam zurück, um in der 4./5. Woche den Stand zu erreichen, bei dem er sich während des Hauptteils der Weidezeit etwa hielt. Er lag dann niedriger als im Stall. Gegen Ende der Weidezeit stieg er dann mit zurückgehender Leistung wieder an. Über den zahlenmäßigen Unterschied im Fettgehalt zwischen der letzten Stallwoche, der ersten Weidewoche, dem Ende der ersten Weidewoche und der letzten Weidewoche gibt die folgende Tabelle 2 Auskunft.

Vergleicht man an Hand dieser Zahlen bei den drei Versuchen, wie sich die Beigabe von 2—3 kg Trockenschnitzeln in der ersten Periode beim Fettgehalt bemerkbar gemacht hat, dann zeigt sich zunächst in Mariensee, daß die Gruppe 2, die ohne Zufutter blieb, wesentlich mehr anstieg, als die andere Gruppe. Ähnliches gilt für die Gruppe 2 b in Mecklenhorst, während zwischen den beiden Gruppen 1 a und 1 b kein Unterschied vorhanden war.

Am Ende der ersten Weideperiode war in Mariensee die Gruppe mit Zufutter im Fettgehalt im Vergleich zur letzten Stallwoche mehr abgesunken (— 0,46%), als die Gruppe ohne Zufutter (— 0,04%). Die Gruppe 1 a in Mecklenhorst ist darin um 0,07%, die Gruppe 2 a um 0,03% besser gestellt.

Tabelle 2. *Unterschied im Fettgehalt der Milch zwischen Stallhaltung und Weidegang*

	letzte Woche vor Austrieb		erste Woche nach Austrieb		Ende der 1. Weideperiode *)		letzte Weidewoche	
	Fett %	Milch kg	Fett %	Milch kg	Fett %	Milch kg	Fett %	Milch kg
Mariensee:								
Gruppe 1: mit Zuf.	4,15	25,69	4,10	26,19	3,75	26,46	4,10	16,20
Gruppe 2: ohne Zuf.	4,01	24,49	4,73	22,51	3,97	23,13	4,15	13,80
Mecklenhorst:								
Gruppe 1a: mit Zuf.	3,81	23,66	4,29	23,22	3,69	24,94	3,59	15,96
Gruppe 1b: ohne Zuf.	3,81	24,05	4,26	23,53	3,62	23,49	3,89	14,04
Gruppe 2a: mit Zuf.	4,73	11,92	5,09	12,03	4,33	15,02	5,39	5,68
Gruppe 2b: ohne Zuf.	4,78	12,14	5,38	11,84	4,41	14,68	4,43	8,49

*) Ende der ersten Periode Mariensee am 21. Tag
Mecklenhorst am 30. Tag,

Man vertritt oft die Ansicht, daß das häufig bei Weidegang beobachtete Absinken des Fettgehaltes der Milch ganz allgemein auf den hohen Eiweißgehalt des Weidefutters zurückzuführen sei, und daß man Kohlenhydrate zufüttern müsse, um dies zu verhindern.

Wenn es jedoch tatsächlich nur der Eiweißgehalt allein wäre, der dieses Absinken bewirkt, dann müßte der Fettgehalt nicht erst im späteren Verlauf des Weideganges zurückgehen, sondern er müßte gerade in der ersten Zeit, unmittelbar nach dem Austrieb, besonders tief abfallen. Denn im allgemeinen dürfte der Eiweißgehalt des Weidefutters gerade bei Austrieb, wenn das Gras noch besonders kurz und jung und rohfaserarm ist, höher als in der späteren Vegetationszeit sein. In Wirklichkeit aber wird der Fettgehalt unmittelbar nach dem Austrieb nicht gesenkt, sondern erhöht. Dies ergaben nicht nur die Versuche des Instituts, sondern das kann man auch an anderen Stellen häufiger beobachten. Erst einige Wochen nach Beginn des Weideganges fällt dann der Fettgehalt, und zwar zumeist unter das Niveau, das dieser vorher bei der Stallfütterung hatte.

Dieser plötzliche Anstieg aber im Fettgehalt und auch der günstige Einfluß auf die Milchmengenleistung wird sicherlich nicht auf die Eiweißwirkung allein zurückzuführen sein. Vielmehr wird es sich dabei um eine auf vielen Ursachen begründete Komplexwirkung handeln, bei der der plötzliche Futterwechsel, die hohe biologische Wertigkeit der zur Hauptsache in Form von Aminosäuren zur Verfügung stehenden N-haltigen Nährstoffe, die Vitamine (vor allem die durch die Einwirkung der Sonnenstrahlen so plötzlich ausgelöste Wirkung des Vitamin D), die Mineralstoffe, der unmittelbare Übergang vom Stall- zum Weideklima, sowie die dadurch ausgelösten nervösen Reflexe eine wichtige Rolle spielen. An alle diese durch die Umstellung in Haltung und Fütterung hervorgerufenen Reize aber gewöhnt sich das Tier nach und nach, um dann auch wieder in der Leistung in die normalen Gleise zurückzufinden (Gesetz der abnehmenden Reizempfindung).

bb) Verhalten des Fettgehaltes während der ganzen Weideperiode

Aber wenn die Trockenschnitzelbeigabe keine erhöhende Wirkung auf den Fettgehalt kurz nach dem Austrieb ausübte, dann könnte dieser sich doch wohl im Verlauf der späteren Weideperiode bemerkbar machen. Zur Beantwortung dieser wichtigen Frage sind in der folgenden Tabelle 3 nochmals die Ergebnisse zusammengestellt, die sich beim Vergleich der Leistungen in den Perioden mit und ohne Zufutter während der ganzen Weidezeit ergeben haben.

Tabelle 3. *Einfluß der Trockenschnitzelbeigabe auf den Fettgehalt der Milch während der ganzen Weideperiode*

Gruppe	Periode	Einfluß des Zufutters auf Milch kg	Einfluß des Zufutters auf Fett %	Fett g
Mariensee:				
Gruppe 1	2.—4.	+ 1,48	— 0,15	+ 19
	3.—5.	— 0,02	— 0,02	— 4
	4.—6.	— 0.72	— 0,03	— 32
Gruppe 2	2.—4.	— ,013	— 0,01	— 8
	3.—5. a) *	+ 1,46	— 0,17	+ 24
	3.—5. b)	+ 0,63	— 0,15	— 3
	4.—6. a)	+ 1,98	— 0,18	+ 48
	4.—6. b)	+ 1,47	— 0,18	+ 30
Mecklenhorst:				
Gruppe 1 a	2.—4.	+ 1,20	— 0,17	+ 10
Gruppe 1 b	2.—4.	+ 0,09	+ 0,03	+ 10
Gruppe 2 a	2.—4.	+ 1,16	— 0,10	+ 42
Gruppe 2 b	2.—4.	+ 0,22	— 0,01	+ 7

* a = 7 Tiere b = 5 Tiere

Nach dieser Tabelle 3 zeigt sich also, daß in allen Fällen, abgesehen von einem einzigen (+ 0,03%), in denen die 2—3 kg Trockenschnitzel je Kuh verabreicht wurden, keine Erhöhung des Fettgehaltes eintrat, sondern sogar ein kleiner Rückgang zu verzeichnen war. Dieser belief sich allerdings nur auf 0,10%, der sich aber, wie gesagt, statistisch sichern läßt.

b) Verhalten der Milchleistung während des Weideganges

Überprüft man an der kurvenmäßigen Darstellung zunächst die Entwicklung der Milchleistung beim Übergang zur Weide, dann zeigt sich, daß diese ihren Höhepunkt noch nicht in der ersten Woche erzielte, mit Ausnahme der Gruppe 1 b in Mecklenhorst. In Mariensee wurde das Maximum bei beiden Gruppen in der zweiten Woche erreicht, in Mecklenhorst bei der Gruppe 1 a ebenfalls. Die Gruppen 2 a und 2 b hatten ihre höchsten Leistungen in der dritten bzw. fünften Woche aufzuweisen. In allen Fällen war in dieser Zeit die Gruppe mit Zufutter überlegen.

Der Unterschied zwischen der Durchschnittsleistung der letzten Stallwoche und der höchsten Wochenleistung nach dem Austrieb ist der folgenden Tabelle 4 zu entnehmen.

Tabelle 4. *Leistung der letzten Stallwoche und der besten Weidewoche*

	Stall Milch kg	Weide Milch kg	Woche	Stall = 100 Milch kg
Mariensee				
Gruppe 1 mit Zufutter	25,69	27,70	2	107,8
Gruppe 2 ohne Zufutter	24,49	25,05	2	102,3
Mecklenhorst				
Gruppe 1a mit Zufutter	23,66	26,27	2	111,0
Gruppe 1b ohne Zufutter	24,05	23,53	1	97,8
Gruppe 2a mit Zufutter	11,92	15,89	3	133,3
Gruppe 2b ohne Zufutter	12,14	14,98	5	122,4

Bei den frischmilchenden Gruppen, die am Ende der Stallfütterung im Durchschnitt etwa 25 kg Milch lieferten, erhöhte sich die Milchleistung auf der Weide nur verhältnismäßig wenig, und zwar um etwa 2—11%. Die Gruppe 1 b in Mecklenhorst blieb sogar hinter der Stall-Leistung zurück. Die Kühe waren im Stall durchaus nicht überreichlich ernährt, sondern nur ihrer Leistung entsprechend so gefüttert, daß sie sich auf gleichem Gewicht hielten.

Es ist also nicht der Fall, daß bei Weidebeginn der sich auf Nährstoffwirkung und Sonderwirkung gründende Weidestoß eine starke Erhöhung der Milchleistung zur Folge haben muß. Wenn man tatsächlich häufiger auch bei frischmilchenden Kühen eine größere Steigerung beobachtet, dann ist das zumeist wohl ein Hinweis auf zu knappe Fütterung im Stall.

Bei den Kühen der Gruppen 2 a und 2 b aber, die im weiter fortgeschrittenen Stadium der Laktationsperiode mit einer Durchschnittsleistung von etwa 12 kg auf die Weide kamen, belief sich dieser relative Anstieg auf 33% und 22%. Dieser war also recht viel höher. Aber auch diese Tiere waren im Stall ausreichend ernährt. Demnach scheint bei diesen die Sonderwirkung der Weide eine etwas größere Rolle gespielt zu haben. Wichtiger aber ist, daß sie trotzdem nur an eine Durchschnittsleistung von etwa 15 kg Milch heranzubringen waren, aber bei weitem nicht die Leistung frischmilchender Kühe erreichten. So bestätigt sich auch hier, daß es nicht möglich ist, die Tiere durch den Weidegang zum zweitenmal frischmilchend zu bekommen. Die einzige Möglichkeit, das nährstoffreiche Futter der Weide zu einer einigermaßen zweckmäßigen Verwertung zu bringen, besteht also darin, daß man die Kühe mit guten Leistungen, mit einem Stalldurchschnitt von etwa 20 kg, an die Weide heranbringt. Darauf sind die Abkalbezeiten und die Fütterung im Winter einzustellen.

Berechnet man die Wirtschaftlichkeit der Zufütterung, so ergibt sich, daß im Durchschnitt der Weidezeit in Mecklenhorst mit 1062 g-Stw, also mit 2 kg Trockenschnitzeln 1 kg Milch erzeugt wurde, in Mariensee mit 1221 g-Stw, also mit 2,3 kg Trockenschnitzeln. 1 kg Trockenschnitzel kostete 0,14 DM. Außerdem wäre die durch die Zufütterung erzielte allerdings nur recht geringe Gewichtszunahme zu berücksichtigen.

c) Einfluß der Qualitätsunterschiede der Weide

Die im Jahre 1951 in Mariensee und Mecklenhorst durchgeführten Versuche haben also zu dem Ergebnis geführt, daß eine Zufütterung von 2—3 kg Trockenschnitzeln bei Weidegang wohl eine kleine Erhöhung der Milchmenge und eine kleine Gewichtszunahme zur Folge hatte, daß aber keineswegs die erwartete Steigerung des Fettgehaltes zu beobachten war. Dieser hatte bei der Zufütterung sogar etwas abgenommen. Dann aber ergibt sich die wichtige Frage, wieweit sich diese Ergebnisse verallgemeinern lassen. Dabei ist vor allem zu berücksichtigen, daß die Qualität der Weiden und der Nährstoffgehalt ihres Futters ganz außerordentlichen Schwankungen unterliegen kann, und diese sind offenbar viel größer, als man allgemein annimmt. Es ist wirklich unmöglich, Untersuchungsergebnisse, die man auf irgendeiner schlecht gepflegten und wenig gedüngten Standweide mit vielen Geilstellen und rohfaserreichem Gras gewonnen hat, als maßgebend anzusehen für eine Weide, bei der die Gare in Ordnung ist, die eine starke Stickstoffgabe und auch sonst ihre volle mineralische Düngung erhielt, die in einer Gegend mit viel Tau und reichlichen anderen Niederschlägen belegen ist, die infolgedessen vom Frühjahr bis zum späten Herbst durchhält, und die vor allen Dingen immer ein im dichtesten Bestand wachsendes, gleichmäßiges, kurz gehaltenes, rohfaserarmes Futter bietet. Die Variationsbreite der Qualität der Weiden ist viel größer als es bei Getreide oder Hackfrüchten nur der Fall sein kann. Aber gar zu oft wiederholt sich der Fehler, daß man das, was man auf einer bestimmten Weide ermittelt hat, als Norm für sämtliche anderen Weiden gelten lassen möchte. Mancherlei Mißverständnisse in Fragen der Weidenutzung dürften darauf zurückzuführen sein. So sollen auch die hier angeführten Versuchsergebnisse nur etwas aussagen für Weiden und Milchleistungen, bei denen die Verhältnisse ähnlich liegen wie in den beiden Versuchswirtschaften Mariensee und Mecklenhorst.

In Mariensee handelt es sich zur Hauptsache um eine auf Leinemarsch mit lehmig-tonigem Boden gelegene, etwa 15 Jahre alte Weide, die bis 1945 vorwiegend als Pferdeweide genutzt wurde (Remonteamt) und infolgedessen im Bestand noch immer einen sehr hohen Anteil an Löwenzahn aufzuweisen hat. Außerdem sind die unerwünschten Gräser, Knaulgras und Rotschwingel noch mit je 13% am Gesamtbestand beteiligt (Weidelgras 10%, Wiesenrispe 9,5%, Wiesenschwingel 7,5%). Der Bestand ist nicht dicht geschlossen, selbst noch nicht auf den Parzellen, die reichlich Stalldünger bekommen haben. Infolge starker Bodenverdichtung ist die Wasserführung schlecht, dazu steht das Grundwasser tief. Infolgedessen ist der Grasnachwuchs fast allein auf Niederschläge angewiesen.

In Mecklenhorst liegt die Weide im Überschwemmungsgebiet der Leine, ebenfalls auf Marschboden. Dabei handelt es sich um sehr lange liegendes, natürliches Grünland, das bis vor drei Jahren als Wiese genutzt wurde. Auch diese Weide ist in ihrem Ertrag auf regelmäßig fallende Niederschläge angewiesen. Am Grasbestand ist das gemeine Straußgras (Agrostis vulgaris) mit 25% beteiligt. Zu gleichem Anteil ist der Wiesenschwingel vorhanden. Die anderen Gräser treten zurück. Auch ist etwas Quecke anzutreffen. Dann ist an einigen Stellen auch etwas stärker die Rasenschmiele vertreten. Der Ertrag an Stw je ha lag trotz der hohen Milchleistung und reichlicher Düngung in Mariensee um 3000 kg-Stw, in Mecklenhorst um 3500 kg-Stw.

Da die Marienseer Weide reichlich Knaulgras enthält, das sich so früh entwickelt, ist dort sicherlich der Rohfasergehalt des ersten Frühjahrsfutters verhältnismäßig hoch. In Mecklenhorst fehlt Knaulgras, und dort ist offenbar der Rohfasergehalt deswegen erheblich geringer. Trotzdem machte sich ein Unterschied in der Wirkung der Zufütterung von Trockenschnitzeln zwischen Mariensee und Mecklenhorst nicht bemerkbar.

Oftmals vertritt man die Auffassung, daß sehr intensiv gedüngte Weiden, bei denen man durch häufiges Mähen einen ganz gleichmäßigen, etwa fausthohen Grasbestand erzielt hat, vor allem im zeitigen Frühjahr ein so eiweißreiches Futter liefern, daß die Tiere an Eiweißüberfütterung erkranken und infolgedessen dann auch im Fettgehalt zurückgehen. Durch eine Beigabe von Trockenschnitzeln solle sich dieser Mangel beheben lassen. Daß derartige Zusammenhänge tatsächlich bestehen, ist gerade nach den in Mariensee gewonnenen Versuchsergebnissen nicht sehr wahrscheinlich. Auch weist Professor MANGOLD * darauf hin, daß „eine in der Praxis denkbare „Eiweißüberfütterung" die Organe nicht schädigt und die Tiere ihre N-Bilanz oberhalb des Eiweißminimums auch bei höheren Eiweißgaben auf N-Gleichgewicht einstellen, falls sie dieses Plus an Eiweiß nicht für Ansatz oder Milch verwenden können. Erst recht gibt es keine Eiweißvergiftung, außer durch Fleischgifte von faulem Fleisch oder durch Paratyphusbakterien".

Es wäre zweckmäßig, gelegentlich in genauen Versuchen zu überprüfen, wie sich die Kühe auf diesen intensiven Weiden mit und ohne Trockenschnitzelzufütterung verhalten. Dazu aber wären vor allem tägliche Feststellungen der Milchmenge und des Fettgehaltes der Milch bei jeder Kuh und individuelle Verabreichung des Futters erforderlich.

Auch wären Untersuchungen darüber anzustellen, wie sich Kühe, die man im Stall sehr schlecht ernährt hat, die infolgedessen abgemagert und mit erheblich abgesunkener Milchleistung auf die Weide kommen, nach dem Austrieb in ihrem Gesundheitszustand und in ihrer Leistung verhalten.

V. Schlußfolgerungen

Soll man aus diesen Versuchsergebnissen ableiten, daß die Zufütterung von kohlenhydratreichen Futtermitteln auf der Weide immer zwecklos sei und in

* nach einer persönlichen Mitteilung.

keinem Falle einen Vorteil bringe? Dieses durchaus nicht. Denn die in Mariensee gewonnenen Ergebnisse haben, wie gesagt, vorerst nur Bedeutung für ganz bestimmte Weidetypen.

Für eine derartige Zufütterung werden zwei Gründe angeführt, und zwar handelt es sich dabei um die erhoffte günstige Einwirkung auf den Fettgehalt der Milch, und dann will man durch das Zufüttern zu einer besseren Ausnutzung der von der Weide gelieferten Eiweißmengen kommen. Über den Einfluß des Zufutters auf den Fettgehalt der Milch auf intensiven Weiden sind weitere Ermittlungen anzustellen.

Andererseits aber unterliegt es keinem Zweifel, daß durch die Beigabe von Kohlenhydraten das Eiweiß in physiologischer Hinsicht zu einer wesentlich besseren Verwertung gebracht wird. Betriebswirtschaftlich gesehen aber kommt es nicht so sehr auf die physiologische, sondern vielmehr auf die wirtschaftliche Verwertung an. Oftmals kann der zuzukaufende eiweißarme Stw aber teurer sein als der eiweißreiche Stw, den die Weide liefert. Man wird also von Fall zu Fall zu entscheiden haben. Dabei wird praktisch in der Mehrzahl der Fälle der Grünlandanteil der Betriebe den Ausschlag geben.

In Wirtschaften, die über wenig Weide verfügen, wird die Zufütterung auf der Weide oder deren Nutzung als Halbtags- oder Portionsweide fast immer geboten sein. Nicht aber etwa mit Rücksicht auf den Fettgehalt der Milch, sondern weil man durch das Zufüttern die Weide strecken, den Besatz erhöhen und das Weidegras in großem Umfange als Kraftfutter verwerten kann.

In Betrieben aber, die über viel natürliches Weideland verfügen, von dem sich nichts mehr unter den Pflug nehmen und von dem sich vorerst auch nichts für die künstliche Trocknung abzweigen läßt, bedarf der Austausch von Weidegras gegen Zufutter einer besonders gründlichen Kalkulation. Handelt es sich dabei allerdings um ganz intensiv genutzte Weiden und hat die Erfahrung gelehrt, daß dort schwere Verdauungsstörungen durch Zufüttern von Kohlenhydraten behoben werden und dieses außerdem einen günstigen Einfluß auf den Fettgehalt der Milch ausübt, dann soll man weiterhin diesen Aufwand betreiben, bis weitere Untersuchungen die dabei noch bestehenden Zweifelsfragen geklärt haben.

VI. Zusammenfassung

Das Max-Planck-Institut für Tierzucht und Tierernährung hat im Jahre 1951 an 34 Kühen die Frage untersucht, ob man bei Tieren mit hohen und mittleren Leistungen durch eine Beigabe von 2—3 kg Trockenschnitzeln auf der Weide den Fettgehalt der Milch steigern kann. Dabei ergab sich, daß diese Zufütterung die Milchmenge um etwa 1 kg erhöhte, daß aber der Fettgehalt dabei nicht anstieg, sondern um 0,10% niedriger lag. Dieser Unterschied ist statistisch gesichert. Es bleibt zu prüfen, ob man zu ähnlichen Ergebnissen auf sehr intensiv gedüngten Weiden mit kurz gehaltenem Grasbestand kommt.

Aus dem Institut für Tierzucht der Martin-Luther-Universität Halle-Wittenberg
(Direktor: Prof. Dr. WUSSOW)

K. FUNK und J. WENIGER

UNTERSUCHUNGEN ÜBER DIE VERWERTUNG VON RÜBENSAMENABFÄLLEN DURCH WIEDERKÄUER

Im Zucker- und Futterrübenanbau ist man in Deutschland bereits mehr als 10 Jahre bemüht, an Stelle des mehrkeimigen Saatgutes den Monogerm-Samen, d. h. das durch mechanische Zertrümmerung hergestellte Saatgut zur Verwendung zu bringen. Die Vorteile, die hierbei auftreten, sind vor allen Dingen darin zu suchen, daß das Verziehen und Verhacken der Rüben auf dem Felde, da ja nur ein Keim entsteht, erheblich vereinfacht wird und schneller durchzuführen ist. Es tritt ferner auch keine Störung der Rübenpflänzchen im Wachstum ein, wie dies bei Verwendung des mehrkeimigen Rübensamens beim Verziehen der Fall ist. Nachdem nun seit einiger Zeit in Deutschland einkeimiger Samen mit gutem Erfolg angebaut worden ist und dieser sich immer mehr durchsetzt, ist man bereits dazu übergegangen, den mehrkeimigen Rübensamen zu monogermen Saatgut in Großanlagen aufzubereiten. Da bei diesem Verfahren etwa 40% der Ausgangsmenge als Abfälle anfallen, erhebt sich die Frage, inwieweit diese Abfälle als Futtermittel Verwendung finden können. Dies haben wir durch Tierversuche geprüft. Die dabei zur Untersuchung gelangten Rückstände stammten aus einer Samenzertrümmerungsanlage des Landmaschineninstitutes der Martin-Luther-Universität Halle in Wallwitz.

Da der Abfall im Laufe verschiedener Aufbereitungsgänge anfällt, sei in groben Zügen der *Arbeitsvorgang* umrissen:

Das natürliche Saatgut durchläuft zunächst einen Steigsichter, wobei es von Fremdbestandteilen, vor allem Steinen, gröberen Samen usw. befreit wird, und gelangt dann in einen Sortierzylinder, der aus Langlochsieben besteht, deren Schlitzbreite nach dem Trommelende hin zunimmt. Die kleinen Samenknäuel werden nach einer Windsichtung direkt dem Trockenbeizer als natürliches Monogermsaatgut zugeführt, während die anderen Größen in verstellbaren Scheibmühlen, die einer ständigen Kontrolle unterliegen, zertrümmert und weiter ebenfalls einer Windsichtung unterzogen werden. Die feineren Abfälle aus der Windsichtung gelangen zunächst in einen Staubsammler, setzen sich in den Filterstrümpfen ab, werden von Zeit zu Zeit abgestreift und schließlich in einem Sack aufgefangen. Der Samen durchläuft dann weiter ein Rollensieb und zwei Trieursysteme, wo die weiteren Abfälle vom monogermen Saatgut getrennt werden, welches am Ende noch eine Beizanlage durchläuft.

Der Abfall setzt sich also aus zwei Arten zusammen, einer gröberen und einer feineren Sortierung, die sich hauptsächlich im mechanischen Zerkleinerungsgrad unterscheiden.

Durchführung der Ausnutzungsversuche

I. Grundfutterversuch:

Die Feststellung der Verdauungskoeffizienten erfolgte an 3 Merinohammeln, die unter Geschirr gehalten wurden, in der üblichen Weise. Vor jedem Versuch wurde eine Vorperiode von 10 Tagen eingeschaltet. In einer weiteren 10 tägigen Periode wurde bei gleicher Futtermenge und -zusammensetzung der Kot quantitativ gesammelt, gewogen, darauf zerkleinert, in aliquoten Mengen getrocknet und im lufttrockenen Zustand zurückgewogen. Aus den Teilproben wurde eine Durchschnittsprobe gebildet und diese wie die Futtermittel analysiert.

Um eine vollkommene Aufnahme der zu prüfenden Abfälle zu gewährleisten, wurde als Grundfutter Zuckerrübenschrot und Luzerneheu verabreicht, da die Tiere die Rübensamenabfälle unvermischt in reiner Form nicht restlos aufgenommen hätten. Die Futterration betrug 800 g Luzerneheu und 200 g Zuckerrübenschrot.

Die Analysenergebnisse des im Grundfutterversuch verfütterten Luzerneheues, des Zuckerrübenschrotes sowie des Kotes sind aus nachstehender Tabelle 1 ersichtlich.

Tabelle 1. *Zusammensetzung der Futtermittel und des Kotes in % der Trockensubstanz:*

	Roh-protein	Roh-fett	Roh-faser	Asche	N-freie Extrakt-Stoffe	Organ. Substanz
Luzerneheu	13,98	1,31	39,75	7,94	37,02	92,06
Zuckerrübenschrot .	4,45	0,23	5,92	6,81	82,59	93,19
Kot Hammel I . . .	9,02	2,00	47,79	11,53	29,66	88,47
Kot Hammel II . .	9,07	2,02	47,64	11,95	29,32	88,05
Kot Hammel III . .	9,53	2,04	48,16	11,63	28,64	88,37

In der Ursubstanz war im Luzerneheu 13,29%, beim Zuckerrübenschrot 8,73% Wasser vorhanden.

Bei Benutzung obiger Analysenergebnisse ergibt sich folgende Verdaulichkeit für das Grundfutter (Tab. 2).

Tabelle 2

Hammel I	Trocken-Substanz	Roh-protein	Roh-fett	Roh-faser	N-freie Extrakt-Stoffe	Organ. Substanz
Futteraufnahme . g	876,2	105,2	9,5	286,6	407,5	808,7
Kotausscheidung g	375,9	33,9	7,5	179,6	111,5	332,5
verdaulich in . . g	500,3	71,2	2,0	107,0	296,0	476,2
verdaulich in . . %	57,1	67,7	21,0	37,3	72,6	58,9
Hammel II						
Futteraufnahme . g	876,2	105,1	9,5	286,6	407,5	808,7
Kotausscheidung g	363,6	32,9	7,4	173,2	106,7	320,2
verdaulich in . . g	512,6	72,2	2,1	113,4	300,8	488,5
verdaulich in . . %	58,5	68,7	22,1	39,6	73,8	60,4

Fortsetzung Tabelle 2

	Trocken-Substanz	Roh-protein	Roh-fett	Roh-faser	N-freie Extr.-St.	Organ. Substanz
Hammel III						
Futteraufnahme . g	876,2	105,1	9,5	286,6	407,5	808,7
Kotausscheidung g	367,9	35,0	7,5	177,2	105,4	325,1
verdaulich in . . g	508,3	70,1	2,0	109,4	302,1	483,6
verdaulich in . . %	58,0	66,7	21,0	38,1	74,1	59,7

II. Hauptversuche:

Von den Rübensamenabfällen kam einmal ein gröberes und anschließend ein feineres Produkt zur Untersuchung auf ihre Verdauungskoeffizienten. Es wurden in beiden Fällen täglich verfüttert: 700 g Luzerneheu, 175 g Zuckerrübenschrot und 270 g Rübensamenabfälle.

Die Zusammensetzung der Rübensamenabfälle, des Luzerneheues, des Zuckerrübenschrotes, sowie des Kotes in % der Trockensubstanz sind in Tab. 3 angegeben.

Tabelle 3

	Roh-protein	Roh-fett	Roh-faser	Asche	N-freie Extrakt-Stoffe	Organ. Substanz
Rübensamenabfälle, grob .	11,26	3,77	40,68	8,99	35,30	91,01
Rübensamenabfälle, fein . .	11,34	2,29	37,49	10,34	38,54	89,66
Luzerneheu *)	14,70	1,22	39,83	8,13	36,12	91,87
Luzerneheu **)	14,05	1,24	39,92	8,23	36,56	91,77
Zuckerrübenschrot *) . . .	4,42	0,14	5,92	5,98	83,54	94,02
Zuckerrübenschrot **) . . .	4,29	0,23	5,71	6,04	83,73	93,96
Kot Hammel I *)	9,00	1,71	49,99	10,38	28,92	89,62
Kot Hammel II *)	9,02	1,70	50,56	10,73	27,90	89,27
Kot Hammel III *)	9,19	1,72	50,63	10,59	27,87	89,41
Kot Hammel I **)	8,78	1,64	49,34	10,90	29,34	89,10
Kot Hammel II **)	8,86	1,63	49,77	11,11	28,63	88,89
Kot Hammel III **)	9,00	1,64	50,40	11,13	27,83	88,87

* bei Zufütterung gröberer Rübensamenabfälle.
** bei Zufütterung feinerer Rübensamenabfälle.

Beim Hauptversuch betrug der Wassergehalt im gröberen Material der Rübensamenabfälle 11,40%, im Luzerneheu 13,80%, im Zuckerrübenschrot 9,65%. Bei Verfütterung der feineren Abfälle hatten dieselben 11,86%, das beigegebene Luzerneheu 13,88% und das Zuckerrübenschrot 9,96% Wassergehalt.

Die Berechnung der *Verdaulichkeit der Rohnährstoffe im gröberen Rübensamenabfall* ist aus der Tabelle 4 ersichtlich.

Tabelle 4

Hammel I		Trocken-Substanz	Roh-protein	Rohfett	Rohfaser	N-freie Extr.-St.	organ. Substanz
Futteraufnahme . . .	g	1000,7	122,6	16,5	347,1	434,5	920,7
Kotausscheidung . . .	g	496,9	44,7	8,5	248,4	143,7	445,3
verdaulich insgesamt	g	503,8	77,9	8,0	98,7	290,8	475,4
Abzug für Grundfutter	g	434,8	64,8	1,6	93,2	254,3	413,9
verdaulieh in	g	69,0	13,1	6,4	5,5	36,5	61,5
verdaulich in	%	28,8	48,7	71,1	5,6	43,2	28,2
Hammel II							
Futteraufnahme . . .	g	1000,7	122,6	16,5	347,1	434,5	920,7
Kotausscheidung . . .	g	482,1	43,5	8,2	243,8	134,9	430,4
verdaulich insgesamt .	g	518,6	79,1	8,3	103,3	299,6	490,3
Abzug für Grundfutter	g	445,5	65,7	1,7	98,9	258,3	424,6
verdaulich in	g	73,1	13,4	6,6	4,4	41,3	65,7
verdaulich in	%	30,6	49,8	73,3	4,5	48,9	30,2
Hammel III							
Futteraufnahme . . .	g	1000,7	122,6	16,5	347,1	434,5	920,7
Kotausscheidung . . .	g	484,0	44,5	8,3	245,0	134,9	432,7
verdaulich insgesamt .	g	516,7	78,1	8,2	102,1	299,6	488,0
Abzug für Grundfutter	g	441,7	63,8	1,6	95,4	259,5	420,3
verdaulich in	g	75,0	14,3	6,6	6,7	40,1	67,7
verdaulich in	%	31,4	53,1	7,3	6,9	47,4	31,1

Von der Vorführung der Berechnung der verdaulichen Nährstoffe für das feinere Material haben wir abgesehen, da nur geringfügige Differenzen in den Analysen und Kotmengen gegenüber dem gröberen Material auftraten. Die erhaltenen *Verdauungskoeffizienten der feinen Rübensamenabfälle* sind in der Tabelle 5 zusammengestellt.

Tabelle 5

	Trocken-Substanz	Roh-protein	Rohfett	Rohfaser	N-freie Extr.-St.	Organ. Substanz
Hammel I	30,0	48,1	70,1	4,2	49,2	30,8
Hammel II	28,4	48,1	63,6	6,1	44,1	29,1
Hammel III	30,0	51,1	69,0	2,7	51,0	31,2

Im Durchschnitt stellen sich die Verdauungskoeffizienten bei den gröberen und feineren Rübensamenabfällen auf folgende Zahlen (Tabelle 6).

Tabelle 6

	gröber %	feiner %	Durchschnitt %
Organische Substanz . . .	29,8	30,3	*30,0*
Rohprotein	50,5	49,1	*49,8*
Rohfett	72,6	67,8	*70,0*
N-freie Extraktstoffe . . .	46,5	48,1	*47,3*
Rohfaser	5,6	4,3	4,9

Da zur Zeit der Versuche der Wassergehalt für die gröberen Abfälle 11,40%, für die feineren 11,86% betrug, so errechnet sich der prozentuale *Gehalt an verdaulichen Nährstoffen* in der Ursubstanz auf die Zahlen der Tabelle 7.

Tabelle 7

	gröber %	feiner %	Durchschnitt %
Organische Substanz . . .	24,02	24,03	*24,02*
Rohprotein	5,03	4,91	*4,97*
Rohfett	2,42	1,37	*1,89*
N-freie Extraktstoffe . . .	14,55	16,33	*15,44*
Rohfaser	2,02	1,42	*1,72*

Die Stärkewertberechnung ergab einen kg-Stärkewert von 15,8 bei einem Gehalt von 4,97% verd. Rohprotein.

Vergleich mit bisherigen Ergebnissen über Rübensamen und -abfälle

Zum Schlusse seien unsere Ergebnisse mit einigen bereits in der Literatur vorliegenden Angaben in Vergleich gesetzt.

KELLNER [1] errechnet für Runkelrübensamen aus einem gegenüber unseren Werten höherem Gehalt an verdaulichen Nährstoffen, nämlich für Rohprotein 7,2, für Rohfaser 11,6 und für N. fr. E. 17,8%, einen höheren Stärkewert von 30,3. Nach KLING [2] wurde für Rübensamenabfälle bei Hämmeln für das Rohprotein mit 57,2 ein höherer, für N. fr. E. mit 45,0 ein ziemlich gleicher Verdauungskoeffizient festgestellt wie in unseren Versuchen.

MANGOLD u. NICKISCH [3] konnten an Kaninchen 20—30 g als Tagesgaben mit bester Bekömmlichkeit verfüttern. Die hierbei verwendeten Runkelsamen (2 Proben) und -abfälle unterscheiden sich in ihrem Rohnährstoffgehalt nicht wesentlich von unseren Rübensamenabfällen; doch enthielt die eine Runkelsamenprobe erheblich mehr Rohfaser und weniger an N. fr. E. Das Rohprotein betrug 10,3—10,8%. Auf Grund der Verdaulichkeitsversuche (NICKISCH [4]) ergab sich aber für die Kaninchen z. T. ein höherer Gehalt an verdaulichen Nährstoffen als in unseren Versuchen an Hämmeln, indem die Runkelsamenabfälle für die Kaninchen an verdaulichen Nährstoffen 6,98% Rohprotein, 5,65% Rohfaser und 21,93% N. fr. E. enthielten und bei der einen Probe von Runkelsamen entsprechend 6,33; 2,16 und 23,0%, während die andere Probe mit 4,24; 1,86 und 7,10% hiergegen, wie hinsichtlich der N. fr. E. auch gegenüber unserem Wert für Hämmel, deutlich abfiel.

Es wird aus diesen Vergleichen ersichtlich, daß das Material an Rübensamen und -abfällen je nach Herkunft, wie in seinem Gehalt an Rohnährstoffen so ganz besonders hinsichtlich der Verdauungskoeffizienten und des entsprechenden Gehaltes an verdaulichen Nährstoffen für die einzelnen Nutztierarten recht beträchtlich verchieden sein kann.

Zusammenfassung

1. Bei der Aufbereitung mehrkeimigen Saatgutes in einkeimiges (monogermes) Saatgut fallen 40% Abfälle an. Es wurde die Frage nachgeprüft, inwieweit diese Abfälle als Futtermittel in der Nutztierhaltung Verwendung finden können.
2. Zu diesem Zwecke wurden mit drei Hämmeln Verdauungsversuche zur Ermittlung der Verdauungskoeffizienten für die Rübensamenabfälle ausgeführt.
3. Die Untersuchung erstreckte sich über 2 Versuchsabschnitte, von denen einer als Grundfutterversuch zweimal 10 Tage umfaßte, bei einer Fütterung von 800 g Luzerneheu und 200 g Zuckerrübenschrot. Im anschließenden Hauptversuch erhielten die Tiere 700 g Luzerneheu, 175 g Zuckerrübenschrot und 270 g Rübensamenabfälle.
4. Die Verdauungskoeffizienten betrugen im Durchschnitt für ein gröberes und ein feineres Material an Rübensamenabfällen: für die organische Substanz 30%, Rohprotein 50%, Rohfett 70%, N.-freie Extraktstoffe 47%, Rohfaser 5%.
5. Der kg-Stärkewert errechnete sich auf 15,8 pro 100 kg Ausgangsmaterial mit 4,97% verd. Rohprotein.
6. Es war festzustellen, daß derartige Abfälle für Wiederkäuer offenbar nur ein sehr bedingt brauchbares Futtermittel darstellen, da für den hohen Rohfasergehalt, welcher sich hauptsächlich aus Korksubstanzen und Steinzellen zusammengesetzt, der ermittelte Verdauungswert mit durchschnittlich 4,9% sehr tief liegt. Die Rübnsamenabfälle sind vielleicht noch brauchbar als Melasseträger in der Rinderfütterung, stellen für diese aber nur ein Ballastfutter dar. Für die Verfütterung an Schweine sind sie demnach erst recht ungeeignet.
7. Auf frühere Ergebnisse mit ähnlichem Material besonders an Kaninchen wird hingewiesen.

Literaturverzeichnis

[1] KELLNER, O.: Grundzüge der Fütterungslehre, 8. Auflage. Verlag Parey, Berlin, 1929.

[2] KLING, M.: Die Handelsfuttermittel. Verlag Ulmer, Stuttgart, 1928, 147.

[3] MANGOLD, E. u. K. NICKISCH: Runkelsamen als Futter für Kaninchen. Der Kaninchenzüchter. 52. 1948. Nr. 5 S. 36.

[4] NICKISCH, K.: Die Verdaulichkeit einiger Futtermittel beim Kaninchen. Archiv f. Tierernährung. 1. 1950. 73.

MIX
Papier | Fördert gute Waldnutzung
FSC® C083411

Zeitfracht Medien GmbH
Ferdinand-Jühlke Straße 7
99095 Erfurt, Deutschland
produktsicherheit@kolibri360.de